Première partie

STRATÉGIE ET PRÉPARATION

I

Trop de flageolets ?

Il va couper la ligne d'arrivée, le cheveu hirsute, la bave aux lèvres et les jambes flageolantes. Trop de flageolets ?

Qui est-il ce dossard 2408 avec ses lunettes octogonales ? Un banquier, un médecin, un instituteur ? J'ai besoin de savoir, car ma compassion est sélective.

Une fois la ligne franchie il s'écroule lamentablement et se met à sangloter.

Pourquoi diable se mettre dans cet état ?

II

Carrément naze

Je dois être devenu complètement con.

Je jouis d'un canapé avec chauffeuse pour poser mes pantoufles en écoutant Reggiani. J'ai un chat qui ronronne et une baignoire Ancien Régime dans laquelle je peux faire des bulles sous deux cents litres d'eau chaude. J'ai même repris ce *thriller* fermé depuis tant d'années, avec sa page cent vingt-sept cornée. L'histoire d'un étudiant poursuivi par un nazi pratiquant l'orthodontie sans anesthésie[1].

Je suis peinard. Enfin une aire de repos sur la voie rapide. Derrière moi, trente ans de frénésie constructive. Le bachot, le boulot, les marmots. Marche avant, pilote semi-automatique. Devant, trente ans au plus de décélération progressive. Le déclin, le tocsin, le sapin. Et là, juste maintenant, une halte, une ouverture, une fenêtre, une pause.

Pourquoi alors m'engager dans ce défi, qu'abysse de stupidité, je me suis fixé à moi-même ?

---

[1] *Marathon man* de William Goldman.

Le souvenir de l'arrivée de ce marathon me hante et j'aimerais comprendre. Je sens que c'est important, que quelque chose de crucial se joue là. Ces derniers pas vacillants résonnent en moi puissamment. Un écho attenant, entêtant. Je veux, je dois comprendre. Tant d'adultes pratiquent la course. Le jour, la nuit, l'été, l'hiver, le lundi, le jeudi et même le dimanche, au lieu d'aller à la messe ! Pourquoi ? Pour quoi ?

*
* *

Pourtant, la course n'honore pas spécialement la condition supposée supérieure de l'homme. Notre développement athlétique peine depuis longtemps à suivre celui du cortex. Et puisque nous perdons désormais contre la machine aux jeux d'intelligence, comment espérer se distinguer avec nos muscles ? L'humain est lent et de nombreuses espèces animales nous classent avec les tortues. Entêtement congénital, lenteur désespérante et sympathie pour les salades, tout colle.

Léopards, chevaux et même lapins peuvent nous défier sans risque à la course. Incongrue et étrange donc, que cette célébration assumée de notre lenteur. Un peu comme des poissons rouges qui se rassembleraient pour des jeux de mémoire, ou des éléphants s'échauffant pour un gala de gymnastique rythmique. « Ça va, Jumbo, tu es *flex* au niveau des genoux aujourd'hui ? »

Le but de la course serait-il de pouvoir échapper à la roulette du dentiste ? Il est vrai que la discipline a un contentieux de quarante ans[2] avec les manieurs de turbines dentaires et autres fraises coniques au goût de carbure de tungstène. Compréhensible certes, mais travailler le sprint sur cent mètres suffirait pour semer l'odontologue, inutile de courir un marathon.

Il faut admettre que l'activité est vraiment tendance. Trois cent vingt mille dossards demandés récemment au marathon de Tokyo pour trente-six mille partants. Le premier défi du marathon est donc d'obtenir le droit d'y participer. Se voir refuser le départ d'une course loisir, l'Everest de la *loose.* Quarante-deux mille arrivants au marathon de Paris l'an dernier. Avec une envergure moyenne d'un mètre, cela représente une chaîne humaine ininterrompue de la ligne de départ, proche de la Seine, à celle d'arrivée. Bon à savoir en cas d'incendie sur le podium.

Pourquoi s'obstiner ainsi à défier la gravité terrestre et échouer à chaque pas, sans aucune exception, soit environ quarante-deux mille fois tout de même ? Un entêtement des pieds qui laisse sans voix.

---

[2] *Marathon man*, ouvrage cité.

*
* *

Les spectateurs de foot se réunissent chaque week-end pour compter les bulles dans la mousse de leur Kronenbourg et chanter, pardon hurler, leur répertoire de chansons paillardes (refrain : « On va les niquer [*bis*], on va [*bis*], on va les niquer »). Les amateurs d'art s'évadent en contemplant les œuvres d'un peintre incompris de son vivant et probablement décédé dans l'anonymat. Les admirateurs de Wagner fréquentent l'opéra pour récupérer leur retard de sommeil dans une salle climatisée équipée de fauteuils moelleux rouges. Les motivations des membres de chaque communauté sont donc claires et assumées. Mais bon sang, qu'est-ce qui stimule les coureurs ?

Dans mon vieux dictionnaire, le pauvre marathon suffoque entre Marat et marâtre. Deux trajectoires parfaitement exaltantes.

À première vue, l'occupation manque sérieusement d'attrait. Les qualificatifs « monotone » et « chronophage » viennent immédiatement à l'esprit. L'homme moderne est pressé et a autre chose à faire — pour rester poli — que de consacrer deux heures à chaque entraînement. Ne passe-t-il pas déjà sa vie à courir ? Courir pour oublier que la vie est une course, ils sont sûrement devenus fous.

« Ennuyeuse » émerge ensuite. À quoi peuvent-ils bien penser quand ils courent ? Cela doit être d'un ennui mortel.

« Pénible » reçoit aussi quelques voix, probablement celles de gauchistes habitués aux revendications portant sur l'amélioration des conditions de travail.

Rien donc qui ne puisse expliquer le succès actuel de la course, sauf à considérer que ses pratiquants sont tous masochistes. Mais cela fait beaucoup de monde quand même.

*
* *

Je m'aperçois sur le tard qu'il y a une immense différence entre évaluer et comprendre. Il faut dire les choses, évaluer, c'est un job de glandeur. Les critiques gastronomiques par exemple ont le beau rôle. Elles et ils mettent les pieds sous la table quand tout est ficelé et se régalent à l'œil dans des endroits élégants. « Non, désolé chef, ce plat de girolles clous, gelée de mélisse, granité d'oxalis et parfums des bois[3] manque désespérément de couleurs. »

Dans « comprendre » en revanche il y a « prendre », et cela commence par les baskets.

Impossible donc de comprendre le sens de la course en ne faisant que l'observer. Ce serait indécent. Comment en effet triompher d'un défi sans

---

[3] Cette recette est issue du livre *Best of Emmanuel Renaut* publié aux éditions Alain Ducasse.

même s'immiscer dans la partie ? Et comment décrypter un message codé sans connaître sa grammaire ? C'est un peu comme si Jean-François Champollion s'était pointé comme une fleur pour déchiffrer d'instinct les hiéroglyphes de la pierre de Rosette. Non, il faut lacer ses baskets pour dénouer le mystère de la course. Pas le choix, je dois m'y mettre.

Je me convaincs que si je vais investir du temps à tourner autour d'une piste en plastique orange, ce n'est que pour comprendre pourquoi tant d'autres le font également. La course sera donc le prétexte à l'investigation sociologique, l'honneur est sauf. Le temps d'une saison, je serai ainsi un agent double, acteur de la course et observateur des coureurs. Ordre de mission : comprendre ce qui motive trente-trois millions de baskets à se courir après.

De toute façon, il est trop tard pour fuir. Je suis arrivé à un âge où renoncer publiquement serait socialement suicidaire. Trop vieux pour bénéficier de la clémence pour cause d'immaturité, et bien trop jeune pour me défiler par la porte voûtée de la sénilité. À quarante-cinq ans, dans notre société, il faut faire face, serrer les étriers et se cramponner à la selle pour rester sur la piste coûte que coûte. La vie active est un rodéo sauvage.

La décision actée entre mes tempes grisonnantes sera donc suivie.

III

Stratégie

> « Toutes les entreprises ont besoin d'une stratégie pour que leurs salariés sachent ce qu'ils ne font pas. »
>
> Scott ADAMS, *Le Principe de Dilbert*.

Tant qu'à faire, autant joindre l'agréable à l'inutile. Car il ne faut pas trop pousser non plus, si je dois courir un marathon, j'impose de choisir un cadre remarquable. C'est ainsi, je gagne souvent quand je négocie avec moi-même.

Je consulte donc la liste des plus beaux marathons de France. J'ignore quels sont les critères justifiant ce classement, ni même s'ils sont pertinents. Annecy, prévu dans quatre mois, me semble idéal. Cent vingt jours pour percer l'intrigue opaque du succès triomphal du marathon.

Je pratique occasionnellement le footing, comme tout un chacun, mais pour cette histoire-là, je pars vraiment de loin. De l'école primaire même, ayant longtemps pensé qu'il fallait deux *r* à « courir ». N'apprenons-nous pas que les verbes décrivant une action fréquente doivent dédoubler leur consonne ?

« Nourrir », par exemple, prend deux *r*, car nous le faisons au moins trois fois chaque jour. Notez que les gourmandises ne comptent pas, car elles ne sont pas nourrissantes. « Mourir », par contre, n'en prend qu'un, sauf pour les bouddhistes. « Courir », en toute logique, devrait donc doubler la consonne rugueuse. Ce n'est pas le cas. J'en déduis que la pratique du marathon ne nécessite aucun entraînement préalable, ce qui me semble curieux. À défaut d'une conviction inébranlable, l'idée que cette enquête permettra au moins de décaper ma crasse orthographique m'encourage.

Un autre problème linguistique m'interpelle : pourquoi n'y a-t-il qu'un seul pied dans « course à pied » ? Aurai-je au moins le droit d'alterner de temps en temps le pied droit et le pied gauche ? Serai-je déclassé si je me hasarde à la technique du kangourou ? Je suis par éducation tout à fait respectueux des règles, mais il me semble que d'autres pratiquent l'alternance systématique. Après mûres réflexions et dans un acte de désobéissance héroïque, je m'autorise à utiliser mes deux appuis également.

Ma stratégie est simple, la victoire éclair, le *blitz*. Je ne vais quand même pas passer des mois à me niquer les genoux pour satisfaire à un caprice. La réponse existentielle à Annecy, et *basta* !

*
* *

Comment s'y prendre ? Pour toute question, ou presque, Internet est ton ami. Ami intéressé qui se nourrit en retour de données personnelles, mais ceci est une autre histoire. « Comment s'absenter du travail sans se faire choper ? » : Internet. « La recette des loukoums sans gluten, sans sucre, sans colorant » (et probablement sans goût) : la réponse en deux clics. « Je suis un abruti et je veux gagner un max de tunes avec le *trading* haute fréquence » : trois *w* suffisent. La connaissance universelle enfin accessible sans effort, une vieille lubie de l'homme. Que ferions-nous désormais sans la Toile ? J'ai un peu de mal, je suis arachnophobe.

La course étant une activité réunissant seize millions et demi de pratiquants[4], Internet est saturé de méthodes et conseils pour progresser et atteindre toutes sortes d'objectifs. Le marathon pour les nuls, les cadres surmenés, les bedonnants (ce sont souvent les mêmes). Le marathon en deux heures trente, deux heures quarante-cinq, trois heures, trois heures douze…

Je me décide pour trois heures comme on choisit ses vacances dans un catalogue touristique photogénique. Sur le cliché « non contractuel », on voit courir un jeune cadre bien sous tous rapports. Le prochain casting, c'est pour ma pomme.

---

[4] Source : https://www.globe-runners.fr/etude-16-millions-runners-france/.

Puisque le record du monde du marathon frôle les deux heures, finir en trois heures, c'est-à-dire franchir la ligne alors que le premier Kenyan a déjà pris sa médaille et les voiles, me semble le maximum supportable. C'est aussi une question de mathématique élémentaire, trois étant inférieur à quatre, courir pendant trois heures sera moins éprouvant, n'est-ce pas ? Et vu que le départ est prévu à neuf heures du matin, c'est aussi l'assurance d'arriver à l'apéro avant que les bouteilles et les ramequins ne soient vides. Or, l'apéro est au repas ce que l'échauffement musculaire est à la course : indispensable[5]. À l'inverse, inutile de viser mieux que trois heures et prendre le risque de décrocher le prix du con court.

À la lecture des forums spécialisés, mon objectif se dévoile comme difficile. J'assume. Je veux vivre l'expérience à fond, en appréhender tous les aspects. Tendance perfectionniste minutieux, ascendant maniaque précautionneux.

De nombreux plans d'entraînements détaillent la longueur et la fréquence des efforts à fournir, la diététique conseillée et presque la couleur des chaussures. Le marathonien est donc docile, ou alors vraiment très motivé. Mon intuition, à moins que ce ne soit mon esprit de contradiction, m'invite à laisser les recettes de côté. Ma démarche est principalement de chercher à comprendre. Je ne suis

---

[5] La même règle s'applique d'ailleurs au digestif après le repas.

pas sûr d'en être capable d'ailleurs. Car si comprendre revient à « savoir par l'intelligence », il faudrait déjà que j'en sois pourvu. Et s'il s'agit « d'embrasser par la pensée », je dis non, car l'amour platonique n'est pas au programme de mon horoscope actuellement. À supposer donc que la compréhension soit à ma portée, elle passe, me dis-je, par l'expérimentation. Je préfère donc abandonner les calculs et acronymes barbares du « milieu » sur le bord de la piste (V.M.A. pour « vitesse maximale anaérobie », ou VO_2 max, pour « consommation maximale d'oxygène », etc.). Je joue d'ailleurs avec les statistiques tous les jours au travail, j'aimerais au moins qu'elles me laissent tranquille quand je porte des chaussettes blanches. À ce propos, quelqu'un peut-il m'expliquer la logique des textiles de couleur dépigmentée pour les activités sportives en extérieur ? Je postule ici que la chaussette de sport est une espionne, un mouchard (messieurs, je n'ai pas dit mouchoir). Elle représente un témoin d'activité pour les entraîneurs. Si la perfide chaussette est toujours blanche à la fin de la séance, je suis bon pour un « on ne me la fait pas, rigolo, retourne à l'entraînement *illico* ». Du coup, je ne les lave plus, pour avoir la paix. Alternativement, lorsque je suis d'humeur taquine, je brouille les cartes en me pointant au stade avec une chaussette propre (et repassée, cela va de soi) et une autre fumante comme une bouche d'égout new-yorkaise. Vous verriez alors la tronche des entraîneurs…

*
* *

En secouant mon neurone, j'élabore une stratégie en trois phases. Pour franchir la ligne avant le troisième tour du cadran, je vais avoir besoin : 1° d'endurance, pour courir longtemps ; 2° de puissance, pour déplacer mon squelette avec célérité ; et 3° de souplesse, pour optimiser l'énergie dépensée.

Sur le papier, le plan est plus que convaincant.

IV

Déjà la fin ?

Que mon éditeur et mon ami lecteur m'excusent, ce livre pourrait s'achever dans quelques pages. C'est tout le problème de se fixer deux objectifs différents. Par exemple, « faites vite et bien », ou encore le fameux « je compte sur vous pour optimiser les résultats immédiats tout en développant la performance sur le long terme ». Ces injonctions paradoxales conduisent souvent à des déceptions. Très souvent même, ce qui est somme toute logique, voire réconfortant. « Découvrir le sens de la course et courir le marathon en trois heures » pourrait allonger cette liste de déconvenues évitables. Le problème est que dans un tel cas, l'effort se dirigera toujours vers le chemin de moindre résistance. Comme l'affirme le dicton provençal, l'eau trouve toujours un point de fuite (dans mon cas, il s'agit du salon, à l'aplomb du canapé). Bref, si je trouve une réponse satisfaisante à la question existentielle du sens de la course, je compte éviter de m'éreinter inutilement et clore cet ouvrage incessamment.

Tout ne serait pas perdu pour vous, cher lecteur, cependant. L'esthétique remarquable de cette couverture vous permettrait de mettre l'ouvrage en valeur comme objet de décoration dans votre salon. Sinon, sa densité et ses proportions harmonieuses — respectant le nombre d'or — vous éviteraient de scier une cale pour votre lit ou votre bibliothèque suédoise. Prévoyants et même empathiques, nous avons aussi pensé au cas où vous seriez pratiquants du couchage extérieur sous infrastructure légère en toute promiscuité. Si vous êtes campeur donc, la qualité du papier de ce livre vous rendra d'innombrables services, comme ceux d'attiser le feu pour la cuisson des chipolatas, ou d'éponger le feu de la tourista…

*
* *

Ma tranquillité est donc à la portée d'un éclair de lucidité. Bien qu'une telle fulgurance demeure improbable, je m'emploie à chercher les conditions de sa réalisation. Je teste donc la formule « cabane en Sibérie » qui se compose — dans mon imaginaire — de deux bûches dans le poêle pour une heure de chaleur douce, d'un encens au cèdre pour une heure de tranquillité (car, à mon illustre exception, personne ne le supporte) et du *Concerto pour piano n° 1* de Tchaïkovski. Muni d'une feuille blanche, j'attaque donc bille en tête et Bic en main une réflexion intéressée.

Sujet : Pourquoi cours-je ?

— Pourquoi courge, me demandez-vous ? Pour avoir la banane sans prendre le melon.

— La réincarnation de Giuseppe Arcimboldo[6] *est dans ma classe et je l'ignorais ! Persévérez, jeune homme, une brillante carrière vous est promise…*

— Je cours parce que c'est sympa.

J'imagine l'aise du correcteur devant une argumentation aussi étayée. Il m'encouragera sans doute à l'approfondir lors de mon redoublement.

— Je cours pour fuir quelque chose. Sinon je marcherais.

— Vous fuyez le sujet pour rester chez maman l'an prochain ?

— Je m'entraîne à la course pour faire le beau à la corrida.

Je souligne et développe longuement la proximité linguistique entre *corrida* et *correr* (qui contient deux *r*, tiens !), traduction de « courir » en espagnol.

— Pourquoi ne courez-vous pas, vous ?

Remplacer une question par une autre est une technique éprouvée, en politique notamment. L'art du sophisme saura-t-il séduire le jury ?

Enfin, en dernier recours, il y a toujours la possibilité de la réponse magique, le cinquième as

---

[6] Peintre italien maniériste (1527-1593), célèbre comme auteur de nombreux portraits phytomorphes suggérés par des végétaux, des animaux ou des objets astucieusement disposés. (Source : Wikipédia.)

caché dans le short du coureur : « La perception ne peut atteindre le champ des possibles. Tout ne peut s'expliquer. Ils courent sans raison, les coureurs sont les conquérants modernes de l'inutile. »

Je n'ose pas rendre le torchon.

Il faut vraiment que je plonge dans l'univers du marathon.

V

Vétéran d'Annecy

> « Lorsque j'ai préparé Rambo, j'ai pensé à Shakespeare, et je trouve d'ailleurs que les analogies sont nombreuses… »
>
> Sylvester STALLONE.

Je ne me suis pas dérobé.

Il est vrai que je ne porte pas de robe si souvent que cela non plus. Je suis inscrit au marathon d'Annecy. C'est certes ballot de dépenser le prix d'un repas à une table savoyarde étoilée — et elles sont nombreuses — pour un dossard en plastique incomestible. L'orgueil a donc un prix, celui du gratiné de reblochon et noix accompagné de pommes fondantes, suivi d'une tarte amandine aux myrtilles. Grrr ! Gourmandise est le nom de la dispute entre le désir et la raison.

Annecy, la Venise des Alpes, la ville où le héros de mon adolescence, Jean-Jacques Rousseau, a rencontré la baronne de Warens. Si mes souvenirs sont corrects, c'était un grand marcheur. La marche c'est démodé, Jean-Jacques, il faut te mettre au *trail*, *fissa*, mon grand. Et remise également cette perruque à boucles s'il te plaît, tu risques de marcher dessus. Voyons, comment veux-tu galoper avec une telle touffe ?

*
* *

J'ai cru à une erreur grotesque lors de l'inscription en découvrant qu'à quarante-cinq ans on me classait comme vétéran. Quelle infamie ! Passez-moi le directeur de la course au plus vite ! Vétéran, en y réfléchissant, est déjà mieux que senior, catégorie d'âge correspondant désormais à ma situation légale. Car avec un peu de chance, ce statut pourrait m'assurer quelques mérites. *Voix grave :* « Vous savez, les enfants, votre père est un vétéran d'Annecy. » Avec quelques courbatures, moult bandages et une prononciation négligente (Annecy et Hanoï sont assez proches phonétiquement), j'ai mes chances. J'apprends aussi que si je termine la course, je bénéficierai du statut de *finisher*. La langue anglaise est décidément indispensable pour transmettre les concepts les plus puissants… Vétéran *finisher*, tous aux abris, John Rambo est de retour. Tout cela m'évoque l'idée que l'âge a peut-être quelque chose à voir avec cette turpitude pédestre.

J'observe en effet que la démographie des coureurs est assez curieusement uniforme. Aux deux extrémités, et en minorité, quelques trentenaires (mal rasés) et une poignée de soixante-huitards (mal coiffés). Plus nombreux, des quinquas encore sveltes. Enfin et surtout, des athlètes élancés, rayonnants, dynamiques, affûtés et sûrs de leur vitalité. Bref, une profusion de coureurs de ma catégorie d'âge. Mon enquête vient probablement de faire un bond déterminant avec une formulation plus ciblée : « Pourquoi les quadras courent-ils ? » La course comme échappatoire à la crise de quarantaine ?

Hypothèse n° 1 : ils courent pour oublier leur âge.

Histoires de marathons — Bombay, 2016

Lorsqu'il perd sa femme puis l'un de ses fils, Fauja Singh, Britannique sikh âgé de quatre-vingt-huit ans, est au plus bas, se sentant « plus mort que vivant ». Il se met alors sérieusement à la course de fond qu'il a découverte quelques années plus tôt. En 2000, à l'âge de quatre-vingt-neuf ans, il prend le départ de son premier marathon, à Londres. Il enchaîne ensuite les semi-marathons et marathons. Une fois centenaire, il établit en une seule journée, le 13 octobre 2011, huit records du monde pour un homme de cent ans ou plus, et devient le « centenaire le plus rapide de tous les temps ». Toujours en 2011, il participe au marathon de Toronto qu'il termine en 8 heures 25 minutes et 16 secondes. À cent un ans, il annonce son départ à la retraite. Toutefois, en janvier 2016, il participe au marathon de Bombay, à l'âge de cent quatre ans.

VI

Premiers entraînements

> « On trouve parfois ce qu'on ne cherchait pas. »
>
> Alexander FLEMING.

La marche et la course se pratiquent sur la route, sur la piste, sur la plage. Des originaux disent même pouvoir marcher sur l'eau. Quel que soit le support, il nous repousse à chaque pas. Il ne veut pas de nous. Nous pouvons alors décider de courir dans la nature. Sur la route ou dans la nature. Dans la nature, point de refus. Il ne s'agit plus de tambouriner sur une surface inerte, mais de siffloter au sein d'un univers vivant. Un univers dont nous ne savons pas grand-chose, mais où nos sens ont leurs repères. Une ombre, une courbe, une odeur, un silence qui chantent en nous, sans que l'on puisse se souvenir pourquoi.

*
* *

Pour débuter, j'ai recherché un endroit paisible. Vraiment, je n'aimerais pas trop que l'on me propose de la Ventoline au premier effort. Je m'entraîne, ou plus exactement, je me traîne donc dans la forêt. Je préfère depuis toujours les églises de la nature à celles des hommes, bien que j'avoue une attirance particulière pour les vitraux de style gothique de l'École lyonnaise de la seconde moitié du XVIe siècle. Le silence des églises est profond, celui des forêts est léger, c'est une question de goût. Et lorsque les fibres des arbres offrent sans compter le papier, les hommes y enferment leurs mots sacrés pour toujours. Offrir ou enfermer, j'ai fait mon choix.

Quelles essences peuplent ces forêts ? Aucune idée. Sapin, mélèze, épicéa, douglas, c'est plus ou moins la même chose, non ? J'aimerais bien me la jouer garde forestier, par exemple dans le parc national vallonné de Grand Teton dans le Wyoming. Mais je garde l'idée pour une prochaine vie. Tout en haut dans la liste, avec psychologue et aventurier, ce qui revient sans doute au même.

En attendant, je cours dans une forêt avec des troncs, des branches et des feuilles. Beaucoup de feuilles. Celles qui nourrissent le corps de l'arbre par photosynthèse et celles qui gâtent ses racines, en se décomposant. Le cycle de la vie s'offre là, juste devant moi. Il paraît que les arbres peuvent communiquer entre eux[7]. Loin de m'émerveiller, je trouve cette découverte préoccupante. La communication cause tellement de désordres chez

---

[7] *La Vie secrète des arbres*, de Peter Wohlleben (2017).

les hommes ! Est-ce que les feuillus se prennent le chou comme nous ? « Dis donc, Charles-Édouard de la Sève, tes racines empiètent sur mon domaine, ou je rêve ? » L'arbre en danger communique en modifiant la composition chimique de ses feuilles. Que se disent-ils à ma vue ? « Attention, voilà le grand maladroit qui va encore se prendre les pieds dans nos racines » ; ou alors : « Ce bipède à lunettes cracheur de dioxyde de carbone ne pourrait-il pas respirer moins fort et respecter la symphonie de nos lieux » ?

Je choisis des parcours vallonnés. J'ai lu que cela permettait d'avoir des mollets durs comme des œufs. Mes poumons ont d'abord expiré, puis, dociles jumeaux, se sont pliés à l'affaire. Bizarrement d'ailleurs, je préfère les montées aux descentes. J'avance sur ces dernières comme sur une patinoire avec des mocassins italiens.

Dans la forêt, j'emprunte souvent le chemin de randonnée signalé par de discrètes marques jaunes. Elles me rappellent les dragées laxatives de Coluche, un, deux, troiiiiis, ce qui favorise le relâchement propice à la performance sportive. Je regarde quand même où je mets les pieds, ce serait dommage de souiller mes nouvelles baskets. Surtout qu'en plus d'être onéreuses elles étaient déjà passablement usées à l'achat, la petite languette indiquant qu'elles ont parcouru un long chemin depuis la Chine avant d'arriver à mes pieds.

*
* *

Ces premiers entraînements sont l'occasion d'une révélation : celle de l'existence d'un microcosmos cérébral. Je croyais que les pensées étaient comme les champignons des bois. On ne sait jamais comment ils émergent, ni quand, ni où les trouver. Maintenant je sais. À moi donc les fricassées persillées et les omelettes aux champipis. Je vais faire des jaloux au village, c'est sûr, il y a risque de représailles. Les pensées naissent pendant la course à basse vitesse dans la nature. C'est incroyable comme les idées fusent lorsque l'on trottine dans les bois. Si vous voulez être tranquilles à midi, un conseil, oubliez le footing ! Je me demande même si le chronomètre lance le démarrage de l'effort physique ou bien l'activation de la machine fumeuse à générer des idées. La course est donc une porte ouverte vers une vie intérieure cachée. Mazette, ce n'est pas rien, car il y a du bazar derrière ! À vous de voir si cette perspective introspective vous tente. En tout cas, ces jaillissements doivent venir de loin, car ils n'évoquent guère de futilités, mais plutôt la famille, l'amitié, le travail et… ce livre.

La situation typique est celle où l'on bloque au travail en essayant de résoudre un problème de manière traditionnelle, c'est-à-dire en y réfléchissant assis devant une feuille et muni d'un crayon. On gribouille alors quelques notes sans inspiration avant de les lancer sans adresse vers une corbeille sans charme. Les consultants cravatés appellent cela le processus créatif. Après une heure de prise de tête, déplorant un manque d'inventivité inexplicable qui pourrait conduire à un procès de la femme de ménage pour éparpillage honteux de papier, vient le moment de tenter le processus récréatif. On part alors trottiner. Soudainement, une intuition qui ressemble fort à une solution émerge. Bingo !

Renseignement pris, je ne suis pas le seul à vivre cette expérience. Certains de mes amis m'ont dit préparer leurs présentations professionnelles en trottinant ! Les allergiques de la réunionite pourront alors sérieusement se pencher sur la question en étudiant l'émergence des *walking meetings*. Finissons-en ainsi avec les assommantes sessions de *brainstorming* sur tableau blanc. Profitons-en pour cesser également le gaspillage stérile de papiers autocollants colorés. Optons plutôt pour la séance de créativité de dix heures à midi en « par courant » l'espace paysagé le plus proche. Car, quitte à réfléchir dans un *open space*, autant voir vraiment grand.

Le sujet est des plus sérieux et a donné lieu à une dispute mémorable entre esprits éclairés.

« On ne peut penser et écrire qu'assis », proposa Flaubert.

« Je te tiens, nihiliste. Être cul de plomb, voilà par excellence le péché contre l'esprit ! Seules les pensées qu'on a en marchant valent quelque chose », répondit Nietzsche[8].

Les chercheurs de Stanford en Californie s'en sont mêlés et ont abondé dans le sens du moustachu ténébreux, leurs travaux prouvant que c'est le mouvement des orteils qui stimule la créativité[9]. Les kilomètres à pieds usent donc les souliers autant qu'ils agitent la boîte à idées.

*
* *

J'ai constaté cependant que les idées créatives n'émergeaient pas dans toutes les circonstances. Ce serait trop beau. Tout dépend en fait du rythme de la course et de l'environnement dans laquelle elle se déroule (accessoirement, le degré d'alcoolémie entre en jeu également). Le rythme doit être en aisance respiratoire, c'est-à-dire *tempo* footing ou marche rapide. L'environnement gagne, lui, à être naturel, paisible.

De ces recherches pédestres expérimentales, j'ai construit, après quelques sorties, une grille de correspondance remarquable sur la créativité, qui ne manquera pas de me valoir le prix Nobel dans mes vieux jours. Cela me soucie, d'ailleurs, car j'avais déjà prévu de le recevoir pour mes recherches en biologie moléculaire et génétique sur une nouvelle variété de tomate croisée avec la feta. Vraiment, je préférerais le Goncourt.

---

[8] *Crépuscule des idoles*, « Pensée 34 ».

[9] *Give your ideas some legs : the positive effect of walking on creative thinking.* (Source : http://www.apa.org/pubs/journals/releases/xlm-a0036577.pdf.)

Comment générer des idées hautement créatives qui fracassent ?

— footing dans la forêt : douze idées à l'heure ;

— footing autour de champs peuplés de vaches (noires) : huit idées à l'heure ;

— footing autour de champs sans vaches : cinq idées à l'heure.

La bonne nouvelle, c'est que pour cette raison, j'ai pris goût à l'entraînement. Car mes guiboles attendent les girolles.

VII

Courir dans le Beaujolais

> « Tout art est une imitation de la nature. »
>
> SÉNÈQUE.

De nombreux citadins courent dans le dioxyde de carbone. Pour ma part, j'ai la chance de courir dans le Beaujolais, c'est-à-dire dans la région beaujolaise. Outre sa valeur nutritive pour la pousse du gamay, cette terre a indiscutablement été modelée il y a des millions d'années dans la perspective de la pratique de la course à pied. On y trouve en effet des reliefs modérés, des chemins balisés et un cadre naturel remarquable. Visuellement très harmonieuse, la région présente de doux vallons, soubresauts tectoniques de la chaîne du Massif central, une alternance de forêts, de coteaux viticoles et de champs verdoyants. Un petit air de Toscane, en somme, les oliviers en moins. Mais en raison du réchauffement climatique peut-être n'est-ce là que l'affaire d'une dizaine d'années ? Il faut vraiment que je cesse de tourner en rond et que j'achète dans le coin rapidement avant que les prix ne prennent la tangente.

On trouve dans chaque village du Beaujolais de magnifiques églises en pierres dorées et des domaines viticoles avec leurs rafraîchissantes caves voûtées. À propos d'église et de cave, je me pose une question : étant donné que l'on remise le vin de messe au frais dans le lieu de culte, une église ne serait-elle pas, techniquement parlant, une cave ?

*
* *

Il règne ici une atmosphère qui transpire l'humilité. C'est important lorsque l'on pratique la course. Sans doute l'omniprésence de deux repères inspirants. Où que l'on aille, ils sont visibles. Le vigneron tout d'abord. Courbé dans ses vignes, il est d'une grande droiture. Infatigable travailleur, d'une générosité presque gênante, car inégalable, il possède une sagesse tristement démodée, celle de la vraie vie : l'effort, la lune, la terre.

Le cep de vigne aussi, toujours digne. Squelette nain et difforme, il se découvre par bravade à mesure que la température baisse et finit par affronter l'hiver tout nu. S'il se cache pudiquement au printemps sous un feuillage généreux, ce n'est que pour concevoir secrètement les boucles d'oreilles qu'il offre sans compter à la fin de l'été. L'effort auprès d'eux est forcément respectueux.

*
* *

L'attrait des lieux est aussi celui de pouvoir se synchroniser avec le rythme des saisons. Cela commence par oublier le *Larousse* mille mots et son vocabulaire enfantin (beau, laid, froid, chaud, etc.) pour ouvrir l'encyclopédie universelle. Apparaissent alors les variations de lumière, les arrangements nuageux, les différentes formes des feuilles et surtout l'infinie garde-robe de la nature. Je me demande qui paie la note ici, tant la nature est coquette, toujours apprêtée avec goût. Cette nature sauvage mais harmonieuse, vibrante mais paisible, qui sait nous rappeler ce qui est naturel en nous.

L'explosion des végétaux au printemps, avec la floraison des cerisiers hurlant la promesse d'indigestions sucrées, de taches indélébiles et de concours de crachats de noyaux. Le développement prévisible de ma puissance pulmonaire devrait d'ailleurs me permettre d'y faire enfin bonne figure cette année. Record à battre : six mètres et quarante-trois centimètres en 1912. Je me risquerai même sans doute à être candidat à l'épreuve mythique de la sulfateuse. Habituellement réservée aux experts et accessible uniquement sur cooptation stricte, elle consiste à éructer vingt noyaux d'un même jet. Lorsque dix adultes y participent, on peut raisonnablement espérer que les géraniums soient arrosés en même temps.

Le raisin qui mûrit en été ensuite. Il évoque une nouvelle tranche de vie mêlant la sueur des vendanges à l'euphorie du verre issu de la première pression. C'est encore plus remarquable lorsqu'il est accompagné d'un petit crottin de chèvre que l'on appelle curieusement bouton de culotte par ici. Impossible de vérifier l'origine de cette appellation puisque les sous-vêtements actuels, très visibles sur les postérieurs de nos à dos, sont tristement fabriqués dans des pays orientaux préférant les sauterelles aux caprins, et en sont donc malheureusement dépourvus. Curieux paradoxe d'ailleurs que celui d'être infiniment précautionneux pour le choix de ses bijoux, alors que l'on protège ses propres trésors de famille dans des sous-vêtements fabriqués on se sait où.

En automne, la vigne qui se pare d'un somptueux camaïeu de rouges qui me rappelle l'au revoir théâtral de la diva se retirant tristement jusqu'à la saison suivante (c'est elle qui semble triste, moi pas trop). Quel dommage que Claude Monet ne soit pas venu errer ici pour capter les variations automnales de la lumière ! Nous lui aurions réservé le meilleur accueil. Les vignes sont un sujet au moins aussi intéressant que les meules de foin ou les nénuphars, et même d'un intérêt gustatif supérieur.

Enfin, selon l'expression des vignerons du coin, l'enchantement « des papillons qui tombent l'hiver ». Courir sur la neige est d'ailleurs une stimulation plaisante des sens, à la fois visuelle, tactile et auditive. C'est un peu comme marcher sur des crackers, sans avoir besoin de cacher les morceaux sous le canapé en accusant ses enfants. C'est un excellent exercice de proprioception pour les coureurs par ailleurs.

Le Beaujolais est donc un paradis pour les joggeurs à seulement quarante minutes de Lyon.

Le sud du Beaujolais est aussi caractérisé par ses pierres calcaires dorées. La pierre de taille, c'est superbe, mais je n'en ferai pas carrière. Mes chemins d'entraînement, à environ cinq cents mètres d'altitude, se situaient sous la mer il y a plusieurs millions d'années. Vertigineuses preuves de notre vacuité, les sédiments ancestraux sont désormais visibles à la surface sous forme d'innombrables fossiles — sans parenté avec les faux cils — et pierres d'un vif jaune or. Je vois d'ailleurs quelquefois ces fossiles de très près lorsque, captivé par des pensées dont je suis forcément le héros, j'en oublie la précaution élémentaire de regarder où je pose mes orteils. Pratique, économique, mais douloureux, si l'on désire un tatouage d'ammonite sur le front.

J'ai ainsi le privilège de m'entraîner dans la région dite des pierres dorées, chaque village traversé évoquant avec nostalgie les cités d'or télévisuelles de mon adolescence.

Courir, ainsi que je l'apprends, c'est voyager dans le temps et l'espace.

Hypothèse n° 2 : les coureurs s'entraînent pour devenir astronautes.

VIII

Los tres amigos

Je reviens régulièrement de mes footings avec un poids supérieur comparé à celui du départ. Et je n'ai pas vraiment changé mes habitudes depuis que je me suis mis ce défi en tête. C'est ballot, tant d'efforts pour un rendement négatif. Pourtant, je ne m'arrête pas chemin faisant pour festoyer dans une auberge. Ce n'est pas l'envie qui manque, car il y a de belles adresses par ici et un savoir-faire culinaire reconnu mondialement.

En revanche, je fais volontiers honneur aux offrandes de la nature. C'est en tout cas la version officielle soutenue par mon conseiller en communication. En réalité, je ne dis pas non à une pause après une montée rythmée. Par chance, les prétextes de s'arrêter sont nombreux dans la région. Ils sont également variés, selon la saison.

Au printemps, je cherche les jeunes orties. Elles sont parfaites pour le purin (qui fera office d'engrais), la soupe ou même les infusions (ne pas confondre les trois recettes). Je maraude aussi quelques pommes que j'offre en fin de parcours à mes trois amis, mammifères quadrupèdes aux grandes oreilles, qui me repèrent maintenant à cent mètres et viennent chercher leur gourmandise avec une nonchalance admirable. Ils se laissent même caresser doucement le museau. Une expérience magique. Un bisou timide de velours humide qui embrasse respectueusement toute la main, surplombé par un regard d'une grande douceur. Mesdames, l'âne est d'une grâce sous-estimée, et probablement sans pareille, pour l'exercice du baisemain.

L'été, je prends quelques minutes pour les fraises des bois, les mûres et les fleurs des champs. J'ai renoncé avec les framboises sauvages, elles sont trop coquines. Une épargnée, deux dans la bouche, après un quart d'heure, la bourse est toujours vide.

En automne, les rosés-des-prés font mon bonheur. Étrange, ce champignon distingué qui pousse au milieu des bouses de vaches. Il est couvert d'un chapeau blanc crème qui cache de jolies lamelles roses surplombant une collerette qui ressemble à un nœud papillon. Si j'en trouve à la fin du parcours, elles garniront une salade. Dans le cas contraire, elles seront quasiment à l'état de soupe prête à consommer. Vous lisez ici l'inventeur d'un nouveau concept, la cuisine rustique en courant.

Je m'attarde aussi sur les châtaignes, qui, comme les orties, savent se défendre. Enfin, je reluque les noix vertes, qui font un excellent vin apéritif. S'il reste un peu de place dans le sac, je cueille volontiers des pissenlits, qui font un excellent vin apéritif. Et je ne dis pas non aux merises, qui font un excellent vin apéritif. C'est simple, depuis que je cours, ma cave est complètement saoule.

Lorsque l'hiver arrive, je rapporte discrètement des branches de sapin et de houx pour la maison. Odorant et décoratif, n'en déplaise à mon aspirateur.

Je ne prendrais probablement pas le temps de ces cueillettes s'il n'y avait la course. Et réciproquement.

Bien souvent, la course est ainsi un prétexte à l'évasion et à la célébration de la vie.

Hypothèse n° 3 : les coureurs s'entraînent pour devenir séminaristes.

IX

Quand une tuile tombe du toit

Je me décide, sans attendre, à mesurer la distance qui me sépare de mon objectif. Ou, plus exactement, de me tester en situation quasi réelle pour voir où j'en suis et le chemin qu'il me reste à parcourir. Vais-je pouvoir me la jouer cool, genre joueur de polo hâlé, ou devoir cravacher comme un jockey anorexique ? Je me rends donc au stade municipal, lieu d'examen des coureurs amateurs. Impossible de le rater, il jouxte la prison. Curieuse idée d'ailleurs que celle de placer le sautoir perche à proximité du mur d'enceinte. Je me rassure en constatant que le repère d'impulsion est du bon côté du rempart. Il faudrait que Renaud Lavillenie fasse gaffe quand même. Pour ma part, si je rate le marathon d'Annecy, je serais au moins prêt pour celui d'Aubagne !

*
* *

Je choisis un exercice dont la qualité supposée est de simuler son temps au marathon, sans avoir besoin de courir intégralement la distance, bien sûr. Loin de là même, puisqu'il s'agit d'enchaîner dix fois deux tours de piste (qui représentent huit cents mètres au total) à vitesse maximale, avec un tour de piste peinard entre chaque série pour tenter de reprendre son souffle tout en épuisant son quota de jurons. Haddock, sors de ce corps ! Au total douze kilomètres donc, au lieu de quarante-deux. Un bon *deal.*

Le gars[10] qui a inventé ce test tout moisi a dû avoir une enfance très malheureuse. Brimades et vexations fréquentes au minimum. Mon second souffle n'attend pas la quatrième série pour se manifester. C'est un souffle bruyant, comme si le corps augmentait le volume pour que l'on se mette à l'écouter. Preuve que monter le son pour attirer l'attention est une technique naturelle. À la sixième série, je soulève des parpaings à chaque foulée. Scaphandrier urbain en apprentissage. La commande nerveuse est hors service, la tête beugle « fonce », mais les jambes hurlent « vestiaire ». Lors de la dernière série, je rends mon déjeuner. Vraiment dommage, une belle pizza quatre saisons avec du parmesan trente-six mois et un œuf bio en supplément.

Il me faut 3 minutes et 17 secondes en moyenne pour parcourir les deux tours, soit, abracadabra, un temps simulé de 3 heures et 17 minutes au

---

[10] Bart Yasso, coureur, triathlète et entraîneur.

marathon. Premier enseignement, je ne suis pas au niveau espéré, loin du compte même. Seconde constatation, il faut que j'achète une montre chrono comme les autres, parce qu'avec le minuteur pomme de la cuisine, ce n'est vraiment pas possible.

J'ai également appris que le souffle est un indicateur fiable de l'état de fatigue (règle empirique à laquelle le ronflement fait probablement exception). Inaudible au départ, *pianissimo* en mode footing, *mezzo forte* lorsqu'on accélère ou que l'effort dépasse trente minutes, puis *forte*, voire *fortissimo* en cas de sprint ou d'effort prolongé, lorsque le niveau du réservoir est dans la réserve.

Je consulte mentalement ma liste d'excuses préférées quand vient à ma rescousse la prose inspirante d'un poète argentin optimiste : « Quand une tuile tombe du toit, on voit les étoiles. » J'en déduis qu'il faut que je persévère et que ce camouflet cache une bonne nouvelle, quelque part. Par exemple, celle de remettre mon défi en perspective.

Bref, pour faire court, en résumé et sans plus attendre, je dois m'y mettre sérieusement et dans la foulée.

Note de l'auteur : Le lecteur peu sensible aux envolées astronomiques pourra considérer une version moins latine et plus virile de l'optimisme : « Un coup de pied aux fesses, c'est un pas en avant. »

X

S.O.S.

La technique d'entraînement que je pratique se nomme *fartlek*, ce qui signifie « jeu de vitesse » en suédois. Elle a retenu mon attention, car je suis de nature joueuse. Cette méthode consiste à alterner courses lentes et courses rapides. Course lente, accélération, course lente, accélération, etc.

J'ai compris, c'est un signal codé en morse ! S.O.S., car mon cœur ne répond pas comme celui du colibri qui peut gérer jusqu'à mille deux cents pulsations par minute, le veinard. Ma zone de surrégime cardiaque est atteinte en quelques secondes seulement. Les limites de notre condition humaine sont cruellement évidentes.

Le but de la course rapide, c'est de secouer la carcasse pour développer la puissance des muscles, dont le cœur fait partie. Tout est en branle comme dans un vieux tacot cubain poussé à ses limites. *Hombre*, vous reprendrez bien un *vomito* ?

La course lente n'est, elle, qu'un temps de récupération, ce moment pendant lequel le boxeur est assis dans son coin en attendant l'inévitable prochaine salve, ou que son coach jette l'éponge. Le jet intempestif d'éponge étant une mauvaise idée pour la paix du couple, selon mon expérience personnelle.

L'odieuse pratique a ses avantages cependant, dont ceux de travailler les changements de rythme et de pouvoir briser la monotonie, puisque d'innombrables variantes sont possibles autour de la durée et de la fréquence de ces efforts.

Et surtout, l'affaire est réglée en une heure, démenti formel à l'affirmation péremptoire que la course à pied est forcément chronophage.

Comment les méthodes d'entraînement ont-elles convergé vers ce format de vitesse alternée ? J'imagine que les entraîneurs du monde entier ont tâtonné des années avant de trouver la formule adéquate. Ils ont probablement d'abord testé des entraînements longs à vitesse réduite. Constatant que leurs coureurs étaient souriants, mais mous des genoux en course, ils ont dû revoir leur copie du tout au tout et proposer des méthodes basées sur la haute intensité du type « à fond tout le temps ». Mais un taux préoccupant de mortalité pour défaillance cardiaque les a sans doute orientés vers le compromis de la méthode hybride faisant autorité désormais.

Histoires de marathon — Londres, 1948

Lorsqu'il entre en tête dans le stade olympique après plus de quarante et un kilomètres d'efforts, la victoire semble acquise au Belge Étienne Gailly. Les vingt-quatre mille spectateurs du stade se lèvent pour honorer le vainqueur d'un parcours exigeant. Cependant, dès qu'il pénètre dans le stade, Gailly donne à voir des signes évidents de défaillance. Il rassemble ses forces pour affronter le dernier tour de piste, mais semble en grande difficulté pour mettre un pied devant l'autre. L'Argentin Cabrera le double à deux cent cinquante mètres de l'arrivée. Gailly est quasiment à l'arrêt et lorsque Cabrera franchit la ligne en vainqueur en 2 heures 34 minutes et 51 secondes, il reste encore cent cinquante mètres à parcourir au Belge. À cent vingt mètres de l'arrivée, c'est au tour du Britannique Richards de le doubler. La fin n'est qu'une lente agonie, le corps titubant d'Étienne Gailly peinant pour progresser sur la cendrée. Au bout d'une dernière ligne droite interminable, il finit par franchir la ligne en troisième position avant de s'effondrer. Hospitalisé, il ne pourra pas monter sur le podium.

XI

La soupleté

> « Apprends que c'est le manque de souplesse, le plus souvent, qui nous fait trébucher. »
>
> SOPHOCLE, *Antigone*.

Lancée d'une hauteur d'homme, une balle en caoutchouc peut, selon sa composition, rebondir jusqu'à vingt fois « sans effort ». L'aptitude au ricochet sur bitume mérite donc d'être creusée avec attention. Car si mes appuis pouvaient cesser d'absorber l'énergie que je sue à développer, ma performance devrait, elle, décoller. Ce concept porte le nom d'« économie de course ». L'économie, je vois bien, c'est la discipline immorale qui n'a pas peur de nobéliser successivement deux chercheurs défendant des théories contradictoires. Bref, l'art et la manière de jouer avec l'argent des autres sous caution scientifique.

Mais l'économie de course, de quoi s'agit-il ? L'idée est de développer l'aptitude à dépenser moins d'effort pour une performance athlétique similaire ou, variante comptable, d'améliorer sa performance en produisant un effort constant. Intéressant, n'est-ce pas ? Et ce n'est pas du pipeau dans les champs, le gain peut atteindre jusqu'à quinze pour cent du temps sur une longue distance. Une telle perspective de rendement me réconcilie avec l'économie, je signe. Plusieurs conditions sont cependant associées à l'atteinte du gain espéré, dont une porte le nom mystérieux de « souplesse ». Malheureusement, cette dernière n'est pas exactement ma caractéristique première. Dans une soirée dansante, je suis sans doute celui que l'on qualifiera spontanément d'ingénieur en informatique. Pour le rock du Nouvel An, je gère tranquilou. Je soudoie le disc-jockey pour abréger l'affaire et moult mouvements de bras peuvent me permettre de faire impression un temps. Mais, rater un pas sur deux au madison est assez rédhibitoire. Disons que j'approche un état intermédiaire entre la souplesse et la rigidité que l'on pourrait qualifier de soupleté.

Dans ce cas, le yoga est hautement recommandé. Il offre une tradition ancestrale de postures improbables, visant à développer une musculature profonde, c'est-à-dire — désolé les gars — invisible sur les plages estivales. Je prends donc l'habitude de travailler ces postures abracadabrantes une fois par semaine après mes *corn flakes*. Cela consiste en trente minutes d'exercices aux noms indiens mystérieux qui évoquent l'idée charmante de suivre une voie exotique. Pourquoi ne pas commencer, par exemple, par la fameuse *adho mukha shvanasana*, traduite du sanskrit de façon claire et engageante en

« posture du chien au museau vers le sol ». Posture mythique qui possède le triple bénéfice de faciliter le repérage des truffes au pied des chênes, d'économiser une séance d'orthophonie et — accessoirement — de vous échauffer musculairement.

En quelques semaines seulement, j'observe, non sans une certaine surprise, quelques changements notables. Tout d'abord, je touche désormais mes pieds lorsque je me penche en avant. J'ignore fondamentalement à quel bénéfice cette nouvelle compétence pourrait être associée, mais je suppose que c'est un progrès.

Le second changement a une portée vestimentaire. Je nage désormais dans mes pantalons (façon de parler, que le lecteur ne se méprenne pas sur ma santé mentale). Par un curieux hasard mathématico-vestimentaire, la course se résumerait ainsi à perdre deux mesures pour la ceinture et gagner deux pointures pour les chaussures ?

XII

Le gain âge

En tibétain, le terme qui désigne le corps humain est *lü*. Sans rapport avec la biscuiterie artisanale d'origine nantaise désormais propriété d'une multinationale agroalimentaire américaine. Ils n'ont pas mon soutien d'ailleurs, ayant lâchement, et surtout sans me consulter, abandonné la production du réconfort historique de mes fringales. Je veux parler des inimitables Figolu[11]. Vraiment, ces Yankees nous prennent pour des figues.

Lü, donc, se traduit poétiquement par « ce qu'on laisse derrière soi ». Pourquoi alors s'énerver à muscler une enveloppe fatalement impermanente ? Il me semble logique cependant de réfléchir à une stratégie pour développer la puissance des muscles sollicités par la course. Car, contrairement à ma croyance initiale, la performance en course à pied ne dépend pas de la seule musculature des orteils.

Je teste donc une pratique ayant l'élégance d'afficher sa promesse jusque dans son nom : le gain âge. Un buste gainé est plus stable durant l'effort, ce

---

[11] Retrouvons-nous sur www.rendeznousnosfigolus.fr.

qui concourt à une moindre fatigue et une probabilité réduite de blessures. En toute logique, un meilleur gainage devrait donc permettre un gain de performance. Un peu comme l'aérodynamique avancée de certaines voitures participe à une réduction de leur consommation en carburant ou en énergie d'origine nucléaire. Laquelle, on me le jure, est parfaitement écologique.

Sur le papier, c'est sans ratures, la démonstration est limpide et attractive. Sur le tapis de gym, c'est une autre musique, stridente. L'effort se révèle presque aussi exigeant que celui du fractionné (la pizza mise à part). Le gainage est très vite douloureux, deux minutes suffisent pour entrer dans le mode S.O.S. Les femmes et les enfants d'abord, S.V.P. Il invite donc à la plus grande modestie et devrait à ce titre être imposé aux sachants autoproclamés, aux grandes bouches de la politique notamment. Je propose donc deux minutes de chaise pliométrique et trente pompes avant de l'ouvrir sur les plateaux de télévision. Les débats politiques en seraient plus raisonnables, me semble-t-il.

Les exercices de gainage que je préfère sont ceux utilisant un *swiss ball*. Vraiment surprenant comme l'homme est à son aise avec un référentiel bondissant.

Hypothèse n° 4 : les coureurs s'entraînent pour retrouver le plaisir de jouer avec la baballe.

Il s'agit d'un gros ballon sur lequel on s'essaie à diverses positions d'équilibre. Le renforcement musculaire vient de la sollicitation involontaire des muscles lors de cette recherche d'équilibre. Une nouvelle preuve que lorsque l'apprentissage est ludique et inconscient, tout est vraiment plus simple. La puissance étant acquise en contrôlant l'instabilité, l'appellation *cuban ball* serait cependant plus appropriée. Mais peu importe son origine, l'exercice est efficace.

Petit à petit mon corps s'affûte. Des différentes méthodes testées lors de cette enquête, le gainage me semble même être, avec le fractionné, l'activité ayant le plus contribué aux quelques progrès observés.

J'apprends à l'occasion que pour progresser en course à pied, il n'est pas optimal de consacrer l'intégralité de son entraînement à courir.

XIII

Sorties dominicales

> « Mais, de bon vin, on ne peut faire mauvais latin. »
>
> François RABELAIS, *Gargantua*.

L'entraînement au marathon doit logiquement inclure des séances visant à se préparer à la durée de l'effort. Je prévois donc quelques sorties longues (entre vingt et trente kilomètres) certains dimanches matin. Je redoutais cet effort matinal et hivernal avant de constater qu'il me permettait de découvrir les coutumes rabelaisiennes de la région.

La vie sociale dans le Beaujolais est en partie structurée autour de la fête annuelle des conscrits. Chaque hiver voit le défilé des habitants de la classe (c'est-à-dire ceux dont l'année de naissance se termine par un chiffre identique à celui de l'année en cours). On y retrouve donc des zébulons âgés de dix ans dont les sourires étoilés sont tellement contagieux qu'ils stimulent également ceux de leurs orthodontistes. On y constate aussi des universitaires de vingt ans prêts à en découdre avec la bouteille, de jeunes actifs trentenaires serrant fort les clés de leur première Audi, de jeunes quadras préoccupés par l'organisation de la garde alternée du dernier né, etc. Ce week-end hors du temps se résume ainsi à assouvir les besoins simultanés de manger, boire et chanter (au risque de fausses routes et de fausses notes).

Pour financer ces réjouissances, payer le saucisson, le vin, la fanfare, etc., chaque classe organise un ou plusieurs week-ends thématiques pendant l'année. L'affaire est sérieuse, il s'agit de constituer un trésor de guerre permettant de subvenir aux besoins d'une des rares orgies citoyennes légalement admises. Puisqu'il y a dix classes au total, une vingtaine d'événements sont proposés chaque année, et ce dans chaque village du Beaujolais. Le casse-tête national de la cohésion sociale trouve ici une éclatante réponse festive. Ma balade dominicale croise donc celle de Gaulois volubiles, pléonasme s'il en est.

C'est souvent l'occasion d'une bonne poilade que de constater la subtilité des réjouissances proposées :

- Bourse aux jouets et saucissons. Si vous ne trouvez pas la peluche de votre enfant, vous pourrez toujours lui offrir un jésus, qui en ces terres, est curieusement le nom d'un saucisson. Un jésus, un Boursin et tout va bien.
- Choucroute garnie. Logique en cette période de stress thermique, il faut des calories. La nature de la garniture n'étant pas précisée, c'est un peu

comme une pochette-surprise à base de chou fermenté.

- Feuilletés aux escargots. Il faut apprécier à sa juste valeur un plat qui demande un savoir-faire exceptionnel. Toute la difficulté est de dresser les limaçons pour rentrer dans les feuilletés : « Allez, venez, les chéris, entrez dans la maisonnette confectionnée par maman. » Concept étonnant par ailleurs vu la consistance du gastéropode, porteurs de dentiers, s'abstenir.
- Tripes. Associées au grand cru local forcément riche en globules rouges, elles représentent un apport équilibré et complet pendant une sortie longue. Peu pratique à disposer dans la gourde cependant.
- Andouillette, frites, bugnes. Le Smecta est offert pour le dessert. Entre nous soit dit, les bugnes m'inquiètent, je n'aimerais pas que cette affaire finisse en pugilat.

Avec ce régime, je risque bientôt de me transformer en moulin-à-vent[12]. Stop, chef ! La santé, finalement, tient à peu de choses et une simple faute de frappe peut vous faire basculer de l'autre côté du cholestérol.

Certains villages voisins ont opté pour une décision plus radicale encore pour apporter leur contribution au savoir-vivre local. C'est en effet leur

---

[12] Un des dix crus du Beaujolais.

toponyme qui incarne leur sens de la dérision. C'est le cas de Limas, Pommiers, Beauregard et du cultissime Lozanne.

Vraiment, c'est bon de vivre en France.

XIV

J'ai essayé le dopage

« Quelle musique, le silence ! »
Jean ANOUILH,
Le Directeur de l'Opéra.

La musique serait un produit dopant. Des chercheurs peu surmenés auraient démontré une amélioration des performances de l'ordre de cinq à sept pour cent chez les *runners* mélomanes, soit quelques minutes sur un marathon. Ce n'est pas négligeable. Courir plus vite lorsqu'on place un casque sur ses oreilles est un concept étonnant. Que l'on dorme mieux avec des écouteurs dans un refuge de haute montagne après une longue rando, je le conçois. Mais pour la course, la relation de cause à effet m'intrigue. Les oreilles seraient ainsi une porte d'entrée de l'énergie qu'il faudrait alimenter ? Ce serait pour certains un avantage injuste. Les Kenyans et les Éthiopiens auraient ainsi de très grandes oreilles ? Dans mon cas, coquin de sort, j'aurais hautement préféré que ce soit par le nez que l'énergie entrât. Mais bien que pourvu de pavillons de taille normale (et, dit en passant, de forme tout à fait harmonieuse), je me décide quand même à tenter ma chance avec les ondes mélodieuses.

Une considération pratico-pratique me rattrape cependant : quelle musique choisir ? Premier critère, le répertoire doit tenir la durée. Je retire donc d'emblée les lauréats des émissions de télé-crochet. Je vais courir un marathon et pas un huit cents mètres, et le but n'est pas non plus de jouer avec ma *playlist* toutes les trois minutes, une fois le répertoire épuisé. Second critère, la musique doit apporter un bienfait. Sinon, quitte à paraître *old school*, je préfère courir sans casque. Le bénéfice va-t-il venir de la lenteur ou de la frénésie ? Des artistes ont-ils composé spécifiquement pour la course à pied ? Il y a bien des mélodies vaporeuses pour les ascenseurs. Ne pas confondre, d'ailleurs, chanter pour ou comme un pied. Reprenons, guitare acoustique ou électrique ? La voix douce de Souad Massi ou le timbre « rauque star » de Joe Cocker ? Les Fatals Picards pour lancer le sprint ou le *tempo* hypnotique d'un bon vieux reggae ? L'expérience m'apprend qu'aucune de ces options n'est réellement valable. Recevant ici la déchirante confirmation que je ne sais faire, au mieux, qu'une seule chose à la fois, j'observe la fréquence de mes pas se synchroniser sur celle de la musique. Imaginez la voiture de *Mr Bean* (quelqu'un connaît son prénom ?) prenant sa première leçon de conduite. Je retire donc l'équipement, préférant écouter la chaudière qui ronronne.

La musique permet probablement de briser la monotonie de la course pour celles et ceux qui arpentent de longues distances. Ce n’est pas mon cas. Je trouve surtout qu’elle enlève au loisir plusieurs de ses vertus. Courir, c’est aussi réfléchir, créer, prendre du recul. Tout ceci me semble plus compliqué avec la musique.

Le dopage c’est vraiment nul.

XV

Cryothérapie, sauna et autres excentricités

Je suis désormais prêt à tout.

Prêt à tester tout ce qui se rapporte, de près ou de loin, à l'expérience de la course.

Je commence par les sorties à jeun (ce n'est pas de la privation d'alcool que je parle ici, ce serait un motif d'excommunication en ces terres). Il paraît que l'organisme gagne à fonctionner en état de carence. C'est vachement sadique comme théorie. Certains dimanches, j'enfile donc mon collant moule-la-frite le ventre vide. J'ai souffert lors des premiers essais d'une pénurie de carburant à mi-chemin, fin de parcours sur la jante. Il ne faut pas être trop gourmand avec le jeûne…

Une fois le mode opératoire stabilisé, j'ai trouvé quelques bienfaits à la pratique, notamment celui de mieux repérer les signaux précurseurs de la panne sèche lorsqu'elle est imminente. Le tableau de bord crânien scintille alors de mille feux : augmentation du niveau sonore de la respiration, réduction des capacités cognitives, et le curseur de l'humeur bloqué vers « il ne faut pas m'emmerder ». La course est donc un levier d'apprentissage du fonctionnement de son corps.

J'ai aussi essayé le sauna bio, c'est-à-dire fait maison (je postule que quand c'est produit sur place, c'est bio, parce qu'avec le bio qui vient du Pérou, j'ai du mal). La version amérindienne du célèbre lieu social nordique se nomme « hutte de sudation ». Au moins les choses sont claires, on y va pour mouiller le maillot. Pour bénéficier de cette opportunité stimulante, il faut d'abord construire une armature en forme d'igloo avec de longues branches de noisetier. Puis la recouvrir de couvertures épaisses et y loger en son centre des pierres brûlantes préalablement chauffées dans un feu voisin. Il n'y a pas à dire, le sauna est magique pour la récupération. La fatigue musculaire s'estompe à mesure que l'on transpire de toutes eaux. Ceci dit, transpirer pour récupérer d'un effort pendant lequel on a transpiré, personnellement, cela me fait suer.

La nature étant bien faite et ayant réponse à toutes les excuses minables, si vous n'aimez pas le chaud, testez donc le glacé. Je veux dire la cryothérapie, adaptation sportive et médicale de la « crie oh Jenny » qui n'est pas le titre d'un film porno, mais l'art et la manière d'utiliser le froid à des fins thérapeutiques.

En clair, un bon plouf dans l'eau glacée ou une posture de statue sous une douche avec le thermostat du robinet bloqué vers le bleu. L'hiver aidant, j'ai tiré profit de ma cuve à eaux pluviales (une fois les grenouilles déplacées, sinon wiiizzzploufglou). J'ai ainsi découvert la règle de la vulgarité graduée. Plus on s'enfonce profondément dans l'eau gelée et plus… enfin vous voyez. Mesurant un mètre quatre-vingt-dix, mon droit à l'injure est passablement élevé, ce dont j'ai pu profiter. Cette technique de récupération apporte son lot de satisfactions également. L'eau gelée se révèle être un puissant anesthésiant en même temps qu'un somnifère de qualité. Deux bénéfices à recommander vivement aux coureurs et autres mordus de l'endurance. Amis *trailers* et randonneurs, trempez donc vos gambettes dans la rivière issue du glacier lorsque vous en croiserez une.

En somme, la préparation et la récupération idéales consisteraient à prendre une douche gelée, à jeun, assis sur un ballon cubain en écoutant de la pop anglaise.

Let it be.

XVI

Montmartre

Je profite d'un séjour professionnel à Paris pour prévoir un programme spécifique. Pour avoir un sacré cœur, rien de mieux que de monter les marches de Montmartre. Je prends donc pension au pied de la butte et planifie des sorties escarpées. Une avant le travail, à l'aube, et l'autre après, à la tombée de la nuit. Le programme est simpliste et rendrait Sisyphe heureux — comme le proposait Camus — monter et descendre les escaliers, puis recommencer à nouveau.

Le soir, il y a beaucoup de joggeurs sur les pentes du Sacré-Cœur. Plus sans doute que de visiteurs du saint lieu, les temps sont durs pour l'Église catholique. Lors d'une des montées, un Asiatique, sans doute interpellé par mon souffle de ténor enrhumé, m'interroge sur mon état de santé : « *Are you O.K. ?* » Vexé, je lui réponds en lui indiquant la direction de la tour Eiffel, devinant de façon erronée que ce sera sa seconde question. Sautiller dans les escaliers stimule vachement l'insolence.

Au petit matin, il n'y a plus de touristes, mais les joggeurs sont déjà là. Incroyable ! La moyenne d'âge a nettement baissé, les trentenaires affûtés sont dans la place. Montmartre offre une vue panoramique sur Paris. Je trouvais cela somptueux hier soir, mais ce matin, non. J'en déduis que la beauté est relative à la fermeté des matelas et à la comestibilité des omelettes au fromage.

Après la journée de travail, rebelote. Certains ouvriers sont confrontés à un métier associant plusieurs facteurs de pénibilité, le bruit, les postures pénibles, les charges lourdes, etc. Je me sens honteux de grimacer en grimpant quelques marches sous une pluie fine. Encore cette culpabilité qui me re-mord…

Je termine cette troisième séance parisienne si fatigué que je m'attarde devant un parcmètre relooké, pensant lire la carte d'un restaurant. Je me disais bien que la gratuité entre midi et quatorze heures était étrange…

Ce truc est en train de me rendre débile.

XVII

Le second test

Étrange endroit qu'un stade d'athlétisme en vérité. Certains y lancent des cure-dents géants, des assiettes à soupe ou des boulets de bagnards (ceux de la prison probablement). D'autres se jettent dans le sable ou sur un tapis, selon l'épaisseur de l'épiderme de leur postérieur. Les plus nombreux tournent sans fin autour d'une piste, comme des souris de laboratoire lors d'expériences pour les crèmes antirides.

Nos références culturelles mises à part, tout ceci est anormal, grotesque, absurde. Mais si la course est l'objet de questions insistantes sur son sens et si les témoins à charge sont nombreux, elle n'a pas le monopole de l'absurdité. Que dire de la philatélie (six millions de Français ont été collectionneurs à un moment de leur existence[13]) ? Soyons francs, la collection de confettis collés par la grâce de généreux dons salivaires anonymes a de quoi surprendre. Et mamie qui fait du vélo dans la piscine

[13] « La philatélie dans le monde », Jacques Hanoune, directeur de recherche, INSERM, unité 99.

avec ses copines, ce n'est pas extravagant ? Tant d'autres activités sont objectivement étranges. Pourquoi alors focaliser l'attention sur la finalité de la course ? Tout apparaît absurde, sans doute, à celui qui ne fait rien.

Hypothèse nº 5 : les coureurs courent parce qu'ils n'aiment pas collectionner les timbres.

*
* *

La prison est toujours là. Tant pis, car j'ai prévu de terminer le premier mois d'entraînement par une semaine de tests au stade. En entrée, lundi, mon supplice préféré, les dix fois huit cents mètres. En dessert, dimanche un semi-marathon.

Je boucle le tord-boyaux du lundi en 3 minutes et 2 secondes en moyenne pour chaque huit cents mètres, soit un temps simulé de 3 heures et 2 minutes au marathon. Je suis content de mon temps, mais m'abstiens de lever les bras à l'arrivée. J'ai bien trop peur qu'un gardien perché sur son mirador ne se méprenne sur ma situation judiciaire. Surtout, je ne suis pas dupe. Ce sont des conditions favorables : parcours plat et sans trafic, température idéale. À moins que l'adrénaline ne permette de se dépasser le jour de la course ? Quoi qu'il en soit, j'ai l'impression d'atteindre le but.

Au pire, je prendrai à Annecy un chronomètre *made in China* peu regardant sur la précision, et le tour sera joué.

XVIII

Préparation mentale

Un test d'effort consiste à courir sur un tapis sans charme qui ne veut pas s'envoler, ou à pédaler sur un vélo à une seule roue dans une salle d'hôpital. Absurde. Le test est ordonné par mon généraliste pour confirmer mon aptitude de « vétéran » à courir le marathon. Je suis apte, ce qui signifie que la probabilité d'accident est faible. Ce qui me semble très plausible en revanche, c'est de me retrouver à mi-course dans un état de gémissement mental. Quand la douleur irradie les jambes et que le souffle devient court, l'heure des braves commence. Qui est prêt ? La plupart des coureurs cherchent à améliorer leurs performances, quelles qu'elles soient. Ils vont donc tous, professionnels aguerris ou tenants d'un pari qui a mal tourné, s'approcher de leurs limites et souffrir à un moment ou un autre. Le problème des hommes résumé en deux mots : croissance perpétuelle, ou toute autre variante sémantique (progrès, amélioration gain, etc.). L'atteinte des limites se traduit par une punition collective pour les marathoniens, de l'acide lactique pour tous. Le marathon est un goulag démocratique où les bagnards paient pour avoir un numéro collé sur la poitrine. Le rêve du marketeur.

Mais quand teste-t-on la résistance à la douleur ? La préparation mentale — de façon générale — est quasi absente des plans d'entraînements. Toujours ce culte du corps et ce déni de l'esprit. À chacun donc de bricoler une stratégie mentale — ou pas. Étrange, cette recherche de la performance qui oublie jusqu'à l'existence d'une de ses composantes principales. Un peu comme multiplier les leçons de conduite sans passer par l'apprentissage du Code de la route.

*
* *

J'ai au moins une idée sur la question. Elle vise à tirer profit des hormones de stress. Puisque l'adrénaline et le cortisol naturels stimulent la performance, autant aller les chercher. Je me construis donc un scénario anxiogène. Un truc bien flippant chargé de me mettre dans une disposition mentale rendant obligatoire l'atteinte de la performance désirée. J'ai longuement testé plusieurs scénarios et voici celui qui me convient le mieux.

Avant de me rendre sur la ligne de départ, je vais laisser couler de l'eau dans la baignoire, bouchon fermé. Étant donné qu'elle contient cent quatre-vingts litres environ, si je règle le débit d'eau à un litre par minute je dois donc absolument boucler le marathon en moins de trois heures, sous peine de déluge.

Le lecteur en bons termes avec ses voisins, ou en mauvais avec son assureur, pourra se rabattre sur une technique plus simple, mais tout aussi stimulante. Elle consiste à se garer en klaxonnant à l'italienne devant la gendarmerie et ne mettre dans le parcmètre que l'équivalent du temps espéré pour finir la course.

La préparation physique et mentale ainsi achevée, je suis prêt à en découdre.

Deuxième partie

PREMIÈRES RÉPONSES

I

Libre, libre, libre

> « Quiconque veut être libre l'est en effet. »
>
> Jean-Jacques ROUSSEAU.

Je suis d'une nature tout à fait sociable, surtout lorsqu'on me laisse tranquille. Ce que j'aime pardessus tout, c'est la liberté.

Faire ce que l'on veut et de la manière dont on le désire, c'est déjà très bien. Il y a tant d'interdits en tout genre et de conventions culturelles tacites. Trop de technocrates, de lois, de directives, de limitations, de privations. Trop de gens qui nous expliquent ce qu'il faut faire ou éviter. Je vais essayer d'être clair : *fuck !*

Le faire où on le veut, c'est encore mieux. Et si en plus on peut choisir ses horaires, cela devient parfait.

Anarchie, stupre ? Non, simplement la course à pied. La course transcende ainsi les contraintes sociétales, pourtant nombreuses. Que l'on habite en ville où à la campagne, les parcours sont multiples.

Mieux, ils sont innombrables et chacun peut en créer de nouveaux. Avec ou sans relief, à l'ombre ou au soleil, sur le parking du supermarché, sur la plage ou dans les bois, les options sont infinies. Chacun décide de son itinéraire, de son parcours et peut le remodeler au gré de ses sensations et de ses envies. Dis-moi où tu cours et je te dirai qui tu es. Évanouie, l'oppression de l'aire grillagée du tennis ou celle carrelée de la piscine. Oubliée, la moiteur musquée du squash. Plus de lignes blanches, jaunes, rouges à ne pas dépasser, plus de badge d'entrée, plus de matériel à louer, plus de rustines à coller. Ouf !

Le second obstacle habituel à la pratique sportive ne résiste guère plus. La course c'est quand on veut. Le matin avec les carmélites après les laudes ? *Amen.* À midi, en compagnie des bobos ? Bravo. La nuit, avec les chauves-souris ? Si le cœur vous en dit.

Par ailleurs, la logistique est des plus arrangeantes. Une paire de chaussures de sport est tout ce qu'il vous faut (et encore, certains font sans). J'ai même vu des marathoniens distraits chaussés de Crocs. Et nul besoin de coéquipier pour taper la balle, la boule, le ballon.

Enfin, et surtout, il n'y a pas d'apprentissages chronophages, de techniques, de prérequis, sauf peut-être celui de savoir faire ses lacets (compétence de classe préparatoire). Il suffit de courir, ce qui est inné chez les mammifères. Les enfants le font bien avant de savoir lire. Si les jambes représentent environ cinquante pour cent de la longueur du corps, il y a bien une raison. Il n'y a donc guère d'autre obstacle que la volonté à la pratique de la course, qui se pratique ainsi comme on veut, où on veut et quand on veut.

Une proposition de valeur des plus alléchantes.

II

Dessertarien

Au duo diabolique fromage et dessert, je ferais mieux de privilégier le footing et la sieste. Mais depuis toujours, la gourmandise est mon amie.

Confiture sur brioche au lever. Les options sont infinies, selon l'humeur du jour. Le choix des abricots aux pignons évoque les grasses matinées estivales en tongs. Celui des mûres au serpolet, les cueillettes gourmandes en août, lèvres bleues et bras écorchés par les ronces. En cas de blues, la patate douce. Ma pharmacopée est fruitée.

À la mi-journée, c'est dessert au déjeuner. Je l'aime léger, subtil et raffiné. Donnez-moi un flan pâtissier ! À quatre heures pile, le sacro-saint goûter, car c'est une qualité que de garder son âme d'enfant. Le soir, exercice de géométrie sur le thème du chocolat. Ou comment le carré jamais coupé net devient losange, puis rectangle en cas de grande lâcheté. Bref, la totale.

Mais la gestion des stocks (énergétiques ou autres) est un enjeu stratégique de performance, chaque étudiant en première année de comptabilité vous le dira. Or, les aliments sucrés (ou alcoolisés, c'est pareil) ont un fort pouvoir calorifique et le surplus doit bien être stocké quelque part. Le quelque part en question ayant une altitude variable selon le genre, à peu près au niveau de la ceinture abdominale pour les hommes, un peu plus bas pour les femmes. C'est clair, la gourmandise dessert.

Trois choix se présentent alors : réduire les apports, c'est-à-dire se priver, prendre du poids ou, dernier cas de figure, augmenter sa dépense énergétique pour consommer le surplus. La première option nécessite de mettre une croix sur un plaisir propre à l'existence humaine. Absolument non négociable, veto du membre permanent du conseil de sécurité. Je me convaincs qu'elle est par ailleurs difficile à tenir sur le long terme (disons plus de trois jours). La seconde option, prendre du poids, sera sans doute pénalisante pour la course car l'énergie pour déplacer un corps est proportionnelle à la masse de ce dernier. Certains articles de presse spécialisée mentionnent d'ailleurs qu'un poids réduit de deux kilos peut permettre d'écourter le marathon d'environ 4 minutes et 20 secondes[14]. Une coupe de cheveux juste avant la course me permettra donc de gagner quelques secondes, trop facile. Il ne faut cependant pas confondre maigrir (c'est-à-dire perdre de la graisse) et perdre du poids (par exemple en allant chez le coiffeur), les deux objectifs

[14] Source : *Runner's Word*, édition du 18 mai 2007.

pouvant cependant être atteints simultanément si la coiffeuse est avenante.

Reste donc la dernière option, la plus raisonnable. Il s'agit d'augmenter sa dépense énergétique, son métabolisme.

Pour excuser sa gourmandise, nul besoin de confessionnal. Des baskets suffiront. La gourmandise n'est plus alors un défaut, elle n'aurait jamais dû l'être, tout juste une contrariété pour la course à pied. Beaucoup courent d'ailleurs pour compenser leur appétence pour les sucreries.

Hypothèse n° 6 : les humains courent pour digérer les remords de manger trop.

Avec l'expérience, chacun développe sa propre grille de correspondance énergétique. Un plat en sauce, par exemple, s'expie avec cinq kilomètres de footing, une part de dessert avec nappage chocolat noir en nécessite dix, et un repas arrosé quinze (selon le volume et le contenu de l'arrosoir cependant). La gourmandise n'est finalement qu'une histoire de discipline mathématique et sportive.

Le côté brillant de la même pièce est que chaque effort peut dédouaner la goinfrerie proportionnellement. Le marathonien, par exemple, dépense selon son poids et d'autres paramètres dont le dénivelé, en moyenne trois mille kilocalories[15] durant une course. Vu qu'une part de flan pâtissier

[15] Coureur pesant soixante-dix kilogrammes, progressant à la vitesse moyenne de quinze kilomètres par heure.

équivaut environ à deux cents kilocalories, ce sont donc quinze parts de flan qui me seront autorisées à l'arrivée à Annecy.

*
* *

On m'interroge souvent sur la dangerosité d'un régime alimentaire dépourvu de protéines animales dans le contexte d'une activité physique soutenue.

À la côte de bœuf, c'est sûr, je préfère les beaux vins[16]. On me prédit de tomber tôt ou tard, mais avec certitude, dans les pommes ou dans les choux — selon sa région d'origine. Vraiment, je tremble à la perspective de devenir maigre, carencé et anémique comme un cousin herbivore, le gorille du Gabon.

[16] « Merci, Jérémy. »

III

La chaudière (presque) parfaite

> « Tous les mécanismes vitaux, quelque variés qu'ils soient, n'ont toujours qu'un but, celui de maintenir l'unité des conditions de la vie dans le milieu intérieur. »
>
> Claude BERNARD,
> *Introduction à l'étude de la médecine expérimentale.*

À l'instar de l'observation des étoiles et du système solaire, l'analyse du fonctionnement du corps humain invite au plus grand respect et à la plus grande modestie. Face à une agression ressentie — supposons un instant que la course d'endurance en soit une —, le corps gère l'énergie par priorités. Ce qui est urgent lorsque le chronomètre est enclenché, c'est de fournir de l'énergie aux muscles et au système cardio-vasculaire. Le reste, tout le reste, la digestion, le système immunitaire, la libido, etc. sont sur pause. « Débranchez-moi ces fonctionnalités énergivores et laissez-moi bosser », dit le boss. La priorité est de juguler l'agression. C'est ce qu'a démontré, dès 1865, Claude Bernard, une des innombrables sommités du Beaujolais ; ceci étant précisé sans chauvinisme ni régionalisme aucun, naturellement.

Ce qui est mal fait en revanche, c'est que la commande de la volonté est câblée à l'envers. Les électriciens stagiaires ont dû inverser le fil bleu et le fil rouge. Car les coureurs, généralement volubiles en début de séance, sont plus discrets après quelques longueurs rythmées. La volonté cède alors sa place aux excuses, toujours disponibles et serviables. Pourtant c'est précisément le moment où la détermination serait nécessaire.

De cette constatation j'ai développé une estime renouvelée pour les champions. Ils doivent tous traverser d'intenses moments de souffrance lors de leurs efforts. Je veux bien croire aux aptitudes naturelles de certains coureurs, dont ceux d'Afrique orientale. J'entends aussi qu'ils portent dès leur plus jeune âge leurs cahiers de classe en courant sur des chemins de haute altitude. Mais ils sont nombreux dans ce cas et seuls les meilleurs percent. La résistance à la douleur et la résilience ne doivent pas être étrangères à cette sélection, et ce qu'ils nous donnent à voir, ce sont les fruits d'efforts dantesques pour repousser leurs limites. La performance en compétition n'est que la conclusion d'un dévouement insondable, et invisible. Applaudissons donc les athlètes pour leur invraisemblable courage.

Histoires de marathons — Boston, 1967

En 1967, Kathrine Switzer a vingt ans et elle aime courir. Lorsqu'elle prend le départ de ce qui était déjà le mythique marathon de Boston, l'épreuve est cependant réservée aux hommes. Dans les années 1960 en effet, les femmes n'avaient pas le droit de courir plus de huit cents mètres en compétition (!), la médecine du sport indiquant qu'elles n'étaient pas physiquement capables de soutenir un effort sur de longues distances... Kathrine Switzer prend cependant le départ, habillée d'un jogging gris à capuche. Au troisième kilomètre, le directeur du marathon la remarque et la pousse violemment pour l'exclure de la compétition. Protégée par son ami et son coach, elle réussit à reprendre la course qu'elle terminera en 4 heures et 20 minutes. Le cliché de l'agression du troisième kilomètre est aujourd'hui si célèbre qu'il est classé dans les cent photos qui ont changé le monde selon Time. Kathrine Switzer aura l'outrecuidance de faire remarquer aux organisateurs que le règlement de l'épreuve ne contenait aucune mention relative au sexe des participants. « Vous auriez dû le savoir », lui ont-ils rétorqué. Elle sera disqualifiée du marathon et suspendue par la fédération américaine d'athlétisme.

IV

Course et bien-être

« C’est évident, je cours pour lutter contre mon stress et me sentir bien dans ma *life.* »

S’il y a un bénéfice de la course qui est régulièrement mis en avant, c’est bien celui, supposé, de concourir au bien-être en général et de lutter contre le stress ambiant en particulier. La sagesse de la foule aidant, il y a très certainement du vrai dans cette affirmation. D’ailleurs de nombreuses études scientifiques proposent un argumentaire laudatif pouvant évoquer celui des meilleurs camelots de foire : amélioration de la force, de la puissance musculaire, lutte contre le diabète et l’ostéoporose, etc. « Allez-y, messieurs-dames, ce produit est miraculeux, vous ne le trouverez nulle part ailleurs, faites-vous plaisir aujourd’hui ». Devant tant d’évidences, on ne peut que se demander pourquoi certains ne daignent toujours pas enfiler leurs baskets.

Je trouve pour ma part que cette manière de voir les choses est passablement stressante. Car si la course est une activité antistress, vu son succès actuel, c'est qu'il y a beaucoup, et de plus en plus, de stressés. Ce constat m'est anxiogène. Avons-nous vraiment atteint de tels niveaux de stress que chaque personne valide doive se mettre à courir ?

Cela pourrait certes répondre à la question du sens de la course. Respirons à pleins poumons et raisonnons : comme il y a de plus en plus de personnes stressées de constater qu'il y a de plus en plus de citoyens stressés qui courent pour se déstresser, finalement, le nombre de stressés (intrinsèques ou compatissants) augmente, tout comme le nombre de personnes qui courent pour se déstresser. Vous me suivez ou cela vous stresse ? Le succès de la course ne serait donc pas exactement une nouvelle transcendante sur l'état de notre société.

*
* *

Il paraît qu'il n'y a que le premier pas qui coûte et qu'il est le plus difficile à faire. Le crétin qui a énoncé cela ne devait pas trop user ses semelles. Sans doute un turfiste ou un joueur de fléchettes. Car personnellement, je ne saisis pas bien le concept. Je m'attendais à une cascade de sérotonine et autres hormones du plaisir dès le second pas. « Crottes de taureau[17] », comme le disent les Américains. En ce qui me concerne, c'est même plutôt l'inverse. Je sens presque tous les jours de la

[17] Traduction de *bull shit*.

fatigue. Je cours généralement trois fois par semaine, occasionnellement quatre. O.K., il arrive épisodiquement que je ne trouve plus mes baskets pendant une semaine entière. Tout à fait, les baskets complotent et se cachent, comme les rasoirs d'ailleurs.

Je cours le midi ou le soir, selon les contingences professionnelles et familiales. La fatigue m'accompagne souvent. Résumons-nous, la pratique sportive, instrument de régulation de la forme, est fatigante. Pour tenir debout, ne serait-ce que jusqu'à la ligne de départ, il va falloir que je change de stratégie. Je vois trop bien le piège de l'asthénie et du découragement. Si le marathon est une course d'endurance, sa préparation l'est aussi. Je décide donc :

- D'ajouter à mon agenda quelques séances de méditation latine, ou pause créativité les yeux clos. Cette mesure gagne mon adhésion sans résistance. Un livre sur le sujet[18], préfacé par un président de la République (!), m'a permis d'en développer une certaine maîtrise.
- De ne pas courir la journée suivant une « séance pizza » (c'est-à-dire le jeudi).
- De creuser la vaste question de la récupération.
- De varier les parcours pour réduire la lassitude.

---

[18] *Éloge de la sieste* par Bruno Comby.

Cela dit, certains bienfaits sont tout de même observables. Je pense notamment à la qualité du sommeil. Ces deux-là, la course et le sommeil, s'entendent à merveille. Le sommeil favorise la performance lors de la course, et la course facilite le sommeil ce qui en retour augmente donc la performance, etc. Le risque de cette relation symbiotique n'est pas négligeable et même plutôt ennuyeux. Il est, en somme, de finir par ne faire que courir et dormir, ou réciproquement.

*
* *

La question du bien-être est devenue actuelle dans le monde professionnel également. Une idée audacieuse et clairvoyante, vraiment, que celle d'énoncer que les salariés travaillent mieux quand ils n'ont pas la boule au ventre et des béquilles chimiques pour les aider à tenir debout. Elle doit venir de loin cette idée, car elle a mis vingt et un siècles pour émerger. Et combien de décennies encore pour passer de la parole aux actes ?

La question de la pratique sportive au travail se pose donc. Commençons par définir proprement le phénomène.

Le sport au travail, c'est :

- Réponse A : tous les jours quand le manager met la pression avec ses objectifs T.T.U.[19]

[19] Très, très urgent.

- Réponse B : la même chose que le sport à la maison, mais en moins pratique.
- Réponse C : une salle de sport dans les locaux, un coach sportif bronzé à midi et toutes sortes de sculptures hideuses en fonte qui ne tiennent pas en place.

Là se trouve certainement une des raisons du succès de la course. À l'heure où le problème de la conciliation entre la vie privée et la vie professionnelle émerge — évoquant une volonté de séparer le taf des taffes — le sport en général et la course en particulier ont réussi à parcourir le chemin inverse et pénétrer les murs de l'entreprise. À défaut d'être un lieu où les salariés se démènent pour gonfler les recettes, l'entreprise devient une adresse où ils se dépensent. C'est toujours cela de gagné. Le sport en entreprise se démocratise à un tel point qu'il a désormais sa propre fédération[20], agréée par le ministère chargé des Sports.

Si la course connaît un tel essor, c'est donc en partie parce que les salariés glissent désormais leurs baskets dans leur attaché-case. Il suffirait d'une douche dans chaque organisation pour que ce mouvement se démocratise d'ailleurs davantage.

Le développement de la santé publique est donc dans les mains épaisses de nos amis plombiers.

---

[20] Fédération française du sport d'entreprise (www.ffse.fr/).

V

Avertissement

Le grand monsieur chauve en blouse blanche m'adresse un avertissement très sérieux. J'y prête une attention soutenue, considérant la calvitie comme une éminente preuve de rigueur et de salubrité. Le sujet du jour porte le doux nom de « chondropathie ». Pour dire clair, une détérioration du cartilage de l'articulation du genou. Ce cartilage est en fait un amortisseur de chocs. À un stade de dégradation avancé, l'arthrose s'installe. Je n'en suis pas là, heureusement, et le problème date d'avant le début de mon entraînement. Mais une vision de déambulateur flotte furtivement dans mon esprit. L'homme de sciences est aussi mentaliste puisqu'il répond à la question brûlante que je ne lui ai pas encore posée. Perdu dans mes projections arthroscopiques je n'en capte que quelques bribes : « marathon, O.K. », « réduire », « semelles », « I.R.M. ». Il regagne ma pleine attention lorsqu'il indique vouloir m'injecter dans le genou un biolubrifiant, de l'acide hyaluronique, qui est un dérivé de la… crête de coq.

Doutant du sens de l'humour d'un homme ayant passé dix de ses belles années à disséquer des souris, je vérifie l'information sur Wikipédia et obtiens une confirmation limpide :

L'acide hyaluronique est un glycosaminoglycane, non fixé à une protéine centrale et réparti largement parmi les tissus conjonctifs, épithéliaux et nerveux. Il contribue de façon significative à la prolifération et à la migration des cellules. L'acide hyaluronique est principalement obtenu, de façon industrielle, par extraction de crêtes de coq, après broyage, traitement chimique et purification.

Mais diantre, comment, et par quel processus mental tordu, des médecins ont-ils imaginé avoir recours à la crête de coq pour guérir des traumatismes au genou ? Ont-ils essayé toutes les substances spongieuses naturelles et procédé par essais-erreurs ? J'imagine bien la réunion d'équipe au laboratoire : « Bon, les gars, vu que la mamelle de chèvre a causé un rejet dans le genou de Jean-Claude, et que l'expérience de la fesse de raie a lamentablement foiré à cause de la dyslexie de Maurice, je vous propose maintenant d'essayer la crête de coq. J'ai justement repéré quelques beaux spécimens dans une basse-cour voisine. Je vous propose de faire une descente discrète cette nuit. »

*
* *

Hypothèse nº 7 : les humains courent, car c'est bon pour la santé.

J'entends ici et là que courir est un médicament. La course serait donc le Lexomil du cadre ? Les baskets devraient ainsi être remboursées par la Sécurité sociale. Pas vraiment une bonne nouvelle pour les comptes publics et encore une dispute à venir entre les ministres de la Santé et de l'Économie. L'Organisation mondiale de la santé (O.M.S.) préconise pour sa part cent cinquante minutes d'activité physique hebdomadaire. Une belle saillie de novlangue technocratique. N'aurait-il pas été plus simple de quantifier le volume d'activité à deux heures et trente minutes chaque semaine ? La sédentarité évidemment est un drame, la peste de notre temps. L'O.M.S., toujours, calcule le seuil de sédentarité en fonction du temps passé assis ou allongé entre le réveil et le coucher. La règle semble simple : assis ou couché, sédentaire, debout ou en lévitation, pas sédentaire. Cette définition est pour le moins ambiguë cependant. Les cyclistes, par exemple, se classeraient-ils en deux catégories, les rouleurs sédentaires qui préfèrent la position assise et les grimpeurs non sédentaires qui escaladent les côtes en danseuse en chasse d'un curieux maillot à pois rouges ? Quoi qu'il en soit, la limite est fixée à huit heures par jour. Je suis donc sédentaire, puisque je reste assis devant mon ordinateur le temps de deux décharges complètes de batterie chaque jour. Me voilà vétéran sédentaire ! Elle commence vraiment à me plaire cette affaire.

Je ne suis certes pas le seul dans ce cas et les chiffres de sédentarité sont alarmants. Chaque année, trois millions deux cent mille décès dans le monde sont attribuables au manque d'activité physique. La sédentarité est même la quatrième cause de décès. Depuis 2012, l'inactivité physique a provoqué plus de décès que le tabagisme. Au total, dans le monde près d'un quart des adultes ne sont pas suffisamment actifs. Enfin, les salariés français seraient parmi les plus sédentaires d'Europe[21]. Le paradoxe est terrible, nous sommes psychologiquement stressés, quelquefois épuisés, tout en étant insuffisamment actifs. Ceux qui restent assis huit heures dans la journée à regarder un écran — et ils sont nombreux — ont ainsi une probabilité plus élevée de développer des pathologies que les salariés exposés à des critères de pénibilité importants (maçons, éboueurs, etc.). L'homme épris de technologies est victime d'un virus nommé sédentarité. La pratique sportive est donc un enjeu de santé publique, et la course l'un des remèdes les plus accessibles, nous l'avons évoqué. La course est même un antidote à double effet contre notre technostress. Le corps trouve le mouvement dont il a besoin et le cerveau trouve le repos nécessaire à son fonctionnement correct. L'effort physique pour éviter la surchauffe du processeur, retour aux bases.

Mais, si la santé était vraiment la préoccupation des coureurs, aucun ne fumerait. Et surtout aucun ne

[21] Étude européenne sur la sédentarité menée dans huit pays européens par Harris Interactive.

se blesserait en courant en raison d'un surentraînement.

*
* *

J'interroge mon médecin fossoyeur sur la fréquence des blessures pour les coureurs. Il me demande de m'asseoir, ce que je prends comme une marque d'empathie eu égard à mon infirmité naissante. Un sombre tableau m'est alors présenté. Tendinites, périostites, fractures de fatigue, inflammations de l'aponévrose, etc. Il me parle aussi du curieux syndrome de l'essuie-glace. Je n'ose imaginer ce dont il s'agit. Certains auteurs[22] avancent qu'en moyenne trente pour cent des coureurs se blessent chaque année. Un vrai massacre ! À un tel niveau de sinistralité, la pratique excessive de la course d'endurance devient une folie. Quel spécialiste aura la hardiesse d'énoncer que le cavaleur obsessionnel ne court qu'à la perte de son intégrité ?

*
* *

Enfin, le médecin mentionne la bigorexie, qui n'est pas la maladie des bigots, mais l'addiction excessive à la pratique sportive. Maladie récemment reconnue par l'O.M.S., elle oblige la personne atteinte à ne plus pouvoir se passer de sport. Les

---

22 Ven Gent et collab., « Incidence and determinants of lower extremity running in long distance runners: a systematic review », *British Journal of Sports Medicine* (2007).

personnes les plus concernées sont celles qui font du culturisme et… de l'endurance. Cette addiction concernerait aujourd'hui environ quinze pour cent des sportifs amateurs. Le bigorexique se sent mal lorsqu'il ne peut pratiquer son activité sportive. Comme moi sans mon ivresse de chocolat noir, le soir.

VI

Fausse route

Les progrès sur la piste semblent réels. Cependant deux lobes débattent au sein de ma boîte crânienne. « Une progression stimulante en un mois » jubile le ministre hypersensible des émotions. « Un mois pour démontrer l'évidence que l'entraînement permet de progresser, que le travail paie, ce n'est pas fameux », moque le ministre austère de la logique.

Concernant mon enquête, en revanche, le consensus est parfait, les progrès sont insignifiants. Le brouillard s'épaissit même à mesure que j'avance. Je suis pourtant scolairement méthodique. Le peloton est composé de femmes et d'hommes, célibataires ou mariés. Correct, n'est-ce pas ? Cela fait donc précisément quatre combinaisons. Mais les femmes et les hommes célibataires ne semblent pas vraiment savoir pourquoi ils courent. Ils ne sont pas muets, bien sûr, mais leurs propos, de type « ben, c'est bon pour la santé », restent vagues et ne justifient pas l'engouement massif constaté. Pourquoi la course s'est-elle évadée du stade où l'athlétisme l'avait confiné pendant des dizaines d'années ? Pourquoi des adultes en basket en si grand nombre sur les routes et chemins de France ? Le succès jusqu'à l'irrationnel avec, par exemple, dix-sept mille partants en 2017 pour la SaintéLyon, un *trail* de soixante-quinze kilomètres, la nuit, en décembre. Alors qu'en toute logique l'association de contraintes devrait décourager les masses, dans le cas de la course, elle les stimule. S'il consacrait autant de zèle aux tâches ménagères, le coureur serait une fée du logis : « Oui, doudou, je veux bien faire la vaisselle, mais je serais vraiment comblé si je pouvais également nettoyer les toilettes, vider la litière de Roméo et aspirer ton Alfa. » Étrange !

Malheureusement, les mariés ne sont guère plus loquaces que les célibataires. Si ces braves gens ne savent pas ce qu'ils font, peut-être que leurs proches le sauront ? Mais les femmes mariées ignorent pourquoi leurs maris sortent du lit les dimanches d'hiver à l'aube. Et réciproquement. Las, je m'autorise une impasse méthodologique en n'interrogeant pas les conjoints des célibataires.

Nous réprimandons les enfants qui ont réponse à tout. Que penser des adultes qui ne réagissent à rien ? Une réponse est-elle toujours obligatoire ou même nécessaire ? Le marathon est-il à ce point mystique que son sens doive se classer dans les pertes et profits de l'analyse logique ? Bien des odyssées relèvent de cette thèse. Quand les journalistes lui posaient la question de ses motivations à vouloir vaincre l'Everest, l'alpiniste anglais George Mallory répondait laconiquement : « Parce qu'il est là. » Hourra ! le voilà enfin ce fameux mantra tant recherché qui dédouane habilement de toute responsabilité dans les situations embarrassantes. « Pourquoi le flan pâtissier s'est-il fait la belle ? » « Parce qu'il est là. » Et plus la réponse est déphasée avec la question d'origine, plus elle paraît profonde, donc légitime aux oreilles de celui qui préfère se taire que d'avouer son incapacité à la comprendre. « Pourquoi le linge est-il en vrac, chéri ? » « Parce qu'il est là. » Mallory est un génie.

Le marathon serait-il ainsi l'Everest du cadre ? Chercher le sens, c'est supposer qu'il y en ait un. Est-ce le cas ?

Hypothèse n° 8 : les humains courent parce qu'ils courent.

Je dois me rendre à l'évidence, pour cette instruction, l'aide des témoins sera minime. Ce n'est pas qu'ils ne veulent pas, mais ils ne savent pas.

Si les personnes concernées sont en difficulté pour verbaliser ce qui les pousse à se consacrer à une activité chronophage, j'en déduis — après un court footing dans les bois — que cette dernière relève essentiellement d'une motivation inconsciente.

VII

Tous ego

Je sens qu'il est juste là.

Une ombre discrète derrière chacune de mes foulées. Maître du murmure et de la pensée évanescente, l'ego.

Mon défi, mon chrono, mes chaussures, mon entraînement, ma course, mes objectifs, mes sensations.

Mon courage, ma lâcheté, ma performance, la perception que les autres auront de ma performance.

Mes muscles, mon poids, mon corps, ses bourrelets, sa tonicité, sa lourdeur, sa transformation, sa puissance.

Mon estime, mes accomplissements, mes échecs, ma place dans la société.

Mes progrès, mes limitations, ma persévérance, mes sacrifices.

Mes, moi, ma, mon.

Stop ! J'étouffe ! De l'air !

La course à pied crée une incroyable agitation mentale. C'est la radio interne calée sur la fréquence du moi, émettant en continu avec des variations infinies sur le thème de l'espoir et de la peur. Radio ego jusqu'à la nausée.

La voilà donc démasquée, cette force inconsciente qui peut motiver pour pratiquer assidûment la course. Une force qui modélise et solidifie un sens de soi exagéré, erroné.

Et toujours en arrière-plan, toi, l'autre, le non-moi.

Ta vitesse, ta technique, ta foulée, ton odeur.

Ton oisiveté, ton renoncement, ton talent, ton énergie, ta persévérance.

Tes, toi, ton, ta.

Stop ! Tais-toi !

Courir, c'est nager dans l'eau trouble d'une dualité qui nous distingue alors que nous progressons tous dans le même sens et qu'il n'y a guère que la couleur de nos baskets qui nous différencie. Beaucoup, beaucoup de bruit pour rien.

*
* *

Vous êtes sceptiques ? Je vous propose l'exercice suivant : lors de votre prochaine sortie, portez attention aux idées qui émergent et mémorisez-les. Soyez bien attentifs, certaines sont furtives. Si aucune pensée ne jaillit ou si aucune d'entre elles n'est teintée d'un sens de soi puéril alors, vous aurez toute mon admiration. Dans tout autre cas, vous serez éligible pour verser, en liquide, une contribution sociale de solidarité pour le renflouement de ma cave. Du beaujolais, s'il vous plaît, je ne bois que du bon vin !

*
* *

Courir c'est donc prendre le risque d'ouvrir la porte grande ouverte à ce traître qui pervertit les objectifs et souille la motivation. L'objectif n'est plus de courir, de profiter de la nature, de sa santé, de la vie, bref de se nourrir, mais de battre le chronomètre, son tour de taille, son voisin, donc de nourrir son orgueil.

De quels choix disposons-nous exactement ? Dominés par les hormones pendant la puberté, puis manipulés par l'ego ensuite. Et cette question troublante qui émerge : « Qui décide au juste ? » La course est en train de m'emmener bien plus loin que je ne l'avais imaginé. Tant pis, tant mieux.

Elle permet de mettre en lumière ce compagnon encombrant. Elle le débusque pour mieux le moquer et l'affaiblir.

Ce n'est pas le moindre de ses mérites.

VIII

Fuir

> « La raison d'être d'un être, c'est d'être. »
>
> Henri LABORIT, *Éloge de la fuite.*

Internet et mobiles dernier cri ou pas, en situation de danger, les comportements humains restent pitoyablement primaires. Ils sont en effet déterminés par une logique de survie. Depuis toujours, trois options s'imposent à nous : se battre, fuir, ou se replier sur soi. La première possibilité, la baston, vise à maîtriser la menace. Elle est désormais assez mal vue socialement. L'art du bourre-pif a perdu de sa noblesse, sauf peut-être sur le ring de boxe ou dans les chansons de Lavilliers. Bien qu'il soit une réponse « naturelle », au sens neuronal du terme, il vaut généralement une mise à pied au travail, et un passage au poste de police sinon.

La fuite semble moins courageuse, mais plus consensuelle. Lorsque le danger rôde, moi aussi je préfère vraiment être un con sensuel.

La fuite s'effectue le plus souvent les jambes à son cou, ce qui confirme le bénéfice de la souplesse.

L'antilope sprinte pour tenter d'échapper au léopard, le lapin détale pour se distancier des phares de mon Opel. La course est donc foncièrement une réponse au danger. Une réponse instinctive, reptilienne, inconsciente et dépourvue d'intelligence. Sur ce point, l'instinct de l'homme est identique à celui de nombreuses espèces vivantes, il est aussi « câblé » pour fuir en cas de menace. Tout juste dispose-t-il d'une plus large palette d'options pour manifester cette fuite. L'alcool, la drogue, la chorale, le point de croix, la cabane dans les bois, la course à pied…

Fuir, c'est donc souvent courir. La réciproque n'est-elle pas également vraie ? Que des humains dans le monde entier, toujours en plus grand nombre et toujours plus intensément, se consacrent à la course en cette période anxiogène n'est peut-être pas tout à fait anodin…

*
* *

Que penserait Rousseau, le promeneur solitaire, de notre monde actuel ? Il serait nauséeux, je pense, passager malmené d'une course frénétique, fadement égayée par les tentations d'un triste consumérisme sentimental. Le romantisme aujourd'hui se résume souvent à acheter des roses venant du Kenya à la sortie du métro le jour de la Saint-Valentin. Cher Jean-Jacques, la version de votre logiciel est obsolète, une mise à jour est nécessaire, et sera effectuée d'autorité.

J'ai mal au cœur moi aussi. Tout va trop vite et je ne parle pas seulement de mes copains de course. Si je cours, c'est également parce que cela nécessite deux heures qu'en toute logique je ne peux m'offrir. C'est une protestation, une provocation.

IX

Seul

Courir est fondamentalement un effort solitaire. Les objectifs, les programmes, les plannings d'entraînements, les aptitudes à la course diffèrent d'une personne à l'autre. Il n'est donc pas si facile de s'entraîner en groupe ou même de trouver des confrères pour un footing. Prégnante lors de la préparation, cette solitude se retrouve durant la compétition, à moins de choisir une course festive comme il en existe désormais (marathon du Beaujolais ou du Médoc, par exemple). Quel que soit le nombre de participants, cent ou vingt mille, le coureur est seul avec son effort.

C'est très bien ainsi, il serait dommage de se priver d'un trésor. Oui, Solitude et son frère jumeau Silence sont une compagnie précieuse à cette époque bruyante. Seul pour prendre de la hauteur ou du recul, selon que l'on soit sensible au vertige ou pas. Seul pour réfléchir aux choix qui se présentent si souvent.

Et puisque la solitude est sacrée, je ne vois pas bien pourquoi on devrait la rencontrer uniquement sur le trône. Dites, vous ne lisez pas mon livre aux toilettes, j'espère.

*
* *

La solitude par ailleurs est fort mal comprise. Car être seul, c'est surtout avoir l'opportunité d'être avec soi. De rencontrer ce colocataire discret et pourtant tellement bavard. Cet inconnu masqué qui tire souvent les ficelles et oriente les décisions. « Super ta sortie hier » ; « Tu devrais rester tranquille aujourd'hui » ; « Si tu craques ces trois heures, tu seras un cador » ; « Ton dernier chrono, c'est une bombe » ; « Tu as séché deux sorties cette semaine, grosse merde ». Seul donc pour découvrir ses envies, ses peurs, ses failles, ses forces, ses émotions.

La course d'endurance est un rendez-vous avec soi-même. Elle est à ce titre déconseillée par les sites de rencontre.

Histoires de marathon — Venise, octobre 2017

Au départ du marathon de Venise en 2017, les locaux ne se font pas beaucoup d'illusions. Vingt-deux ans qu'un Italien n'a pas remporté la course, et onze ans que le vainqueur est soit Kenyan, soit Éthiopien. Aussi, lorsqu'un groupe de six favoris se détache dès le début de la course, l'affaire semble entendue. L'espoir local Eyob Faniel, athlète italien d'origine érythréenne, âgé de vingt-cinq ans, fait de son mieux en huitième position et c'est déjà une performance. Mais la course prend une tournure étrange à vingt-cinq kilomètres de l'arrivée lorsque le groupe de tête suit la mauvaise moto ouvreuse et se retrouve sur le périphérique de la ville, ouvert à la circulation ! Ce n'est qu'après l'intervention d'un commissaire de course qu'ils rebroussent chemin, furieux d'avoir perdu quelques précieuses minutes. Eyob Faniel, licencié au club local ne s'est, lui, pas perdu dans les rues charmantes de Venise. Il franchit la ligne d'arrivée en vainqueur dans le temps de 2 heures 12 minutes et 16 secondes.

X

Quarantaine

Je suis piégé.

Si j'accepte cette bière, je sais que deux ou trois de ses sœurs se présenteront. Car la famille bière est nombreuse et sans gêne. Si j'opte pour un lait-fraise en prétextant être au cœur de ma préparation marathon, je perds probablement les deux amis qui me font face. Ils courent depuis dix ans, le baratin de la diététique ne prendra pas. Si enfin je me livre à l'exercice du compromis en sirotant un lait-fraise à la bière, je prends le risque d'une vengeance stomacale éruptive.

Je choisis donc le houblon. Mais, pour intercepter l'émergence inexorable des remords, je tente au moins d'avancer sur mon enquête. La conscience sait être arrangeante quand elle a soif.

J'attaque donc direct avec la question énervante du « pourquoi courez-vous ? ». Erreur stratégique, le timing n'est pas bon. Mes acolytes sont trop sobres pour me proposer d'autre réponse que le truisme navrant « parce que cela me fait du bien ». Je capitule donc et reprends le cours des conversations habituelles lorsque l'on se retrouve après plusieurs mois.

Comme toujours, la première soif s'étanche au récit des situations familiales respectives. Il faut de la tenue pour évoquer ces choses-là.

La seconde chope subit le racontar des intrigues au travail. Le tiercé gagnant se nomme encore surcharge de travail, conflits relationnels et manque de reconnaissance. La cote est faible, car c'est la même combinaison depuis dix ans.

Après ces préliminaires visant à chauffer les cordes vocales, nous abordons généralement l'actualité politique. Cette fois cependant, je constate que les propos de mes amis sont teintés d'une frustration que l'éthanol ne parvient pas à dissiper. Métro, impôts, pression, pension, déni, ennui. Le tocsin du spleen sonne fort dans l'auberge. Pour ma part, je traverse plutôt un petit moment d'euphorie. À l'instar des atomes, lorsque deux idées se connectent et fusionnent elles génèrent un vif pic d'énergie. Car je réalise soudain un lien entre la cause et l'effet, entre le spleen et la course. Mes amis traversent une phase de questionnement existentiel. Bien sûr, ces questions s'invitent également chez moi de temps en temps. Surtout les jours où elles ne sont pas conviées d'ailleurs. Anxiété devant le sablier à moitié vide et la trace laissée sur terre avec la moitié déjà écoulée. L'obsession du sens et la recherche de preuves de vitalité. Pour se sentir vivant, le défi est un choix royal. Le défi contre le déni. Se défier, c'est rechercher et découvrir de nouvelles limites. C'est s'échapper du soi qui se sait décliner pour voyager avec celui qui apprend et progresse encore. Je me défie donc je vis. Se fixer un défi et le mener à bien est un acte thérapeutique. Or, la course à pied propose justement un catalogue étoffé de défis. Courir vite ou longtemps, seul ou en groupe, avec beaucoup de dénivelé ou peu, le jour ou la nuit, sur les routes, les chemins de randonnée, ou sur la plage.

Avec la course, les options pour se défier sont nombreuses et opportunément abordables.

XI

Défier le temps

> « Il faut prendre le temps de prendre son temps. »
>
> Alexandre le bienheureux[23].

Une piste d'athlétisme se parcourt dans le sens inverse des aiguilles d'une montre. Tout un symbole. La relation au temps est omniprésente dans la vie du coureur. Ce lien est paradoxal, conflictuel et même empreint d'une certaine violence.

Courir, c'est d'abord trouver de la disponibilité dans son agenda. Des fois, il faut vraiment chercher. Mais courir, c'est aussi protester contre la course du temps. Le défier ouvertement même. C'est chercher à gratter quelques minutes ici, quelques secondes là, en dépit du bon sens et de la logique élémentaire d'ailleurs. Car s'entraîner des mois pour gagner quelques secondes est un investissement vraiment douteux. Pour les *traders*, les banquiers et autres assureurs, la course à pied est d'ailleurs une contre-indication professionnelle stricte.

---

[23] *Alexandre le bienheureux*, film réalisé par Yves Robert en 1968.

Courir est donc un défi arrogant qui ne se contente pas de vouloir ralentir ou même figer le temps. L'objectif est de remonter son cours, de rajeunir. Avec une chance de succès non nulle d'ailleurs. Formidable et inespéré, car après quarante ans un certain nombre de choses ne sont plus possibles, ou sont plus difficiles. Dans mon propre cas, par exemple, les progrès ne s'observent plus qu'au Scrabble ou aux mots croisés, à condition de ne pas avoir égaré mes verres progressifs. Or, le marathonien vétéran peut légitimement espérer progresser et même augmenter ses performances. Car l'endurance est une capacité que l'on peut développer tardivement. Par ailleurs, la maturité remplace avantageusement la fougue et l'insouciance quand il s'agit de gérer un effort long. Certes, tout le monde n'est pas Ed Whitlock, Canadien crédité d'un marathon en moins de trois heures à... soixante-quatorze ans. Le courage, c'est quand on court encore à un certain âge. Après, on s'adonne généralement au courtage.

Mais chaque quinqua peut raisonnablement espérer faire un bon chrono. Des chercheurs[24] viennent d'ailleurs de découvrir que les marathoniens seniors sont aujourd'hui plus rapides que ceux d'il y a trente ans. Ils ont analysé l'évolution de la participation et des performances

[24] « Cognition, action et plasticité sensorimotrice », Romuald Lepers et Thomas Cattagni de l'université de Bourgogne, INSERM, unité 1093.

des coureurs âgés de vingt à quatre-vingts ans au marathon de New York, au cours des trente dernières années. Les meilleurs marathoniens de plus de soixante-cinq ans et marathoniennes de plus de quarante-cinq ans ne cessent d'améliorer leurs performances.

En course à pied, le chronomètre n'est donc qu'un prétexte, qu'un leurre.

Ce n'est pas son meilleur temps que l'on cherche à battre en courant. C'est le temps lui-même.

XII

La grande évasion

Il était beau Mimoun sur les photos. Foulée aérienne et appuis de chat, une détermination hors norme visible sur son visage. Le marathon, avant, était le domaine des dieux de l'athlétisme, Alain Mimoun, Emil Zátopek et consorts. Icônes d'une discipline rare, inaccessible, mystique.

Mais cela, c'était avant.

*
* *

L'ampleur du phénomène est spectaculaire et certaines statistiques peuvent surprendre. Cent vingt-sept courageux au premier marathon de New York en 1970 contre plus de cinquante mille arrivants, pardon *finishers*, en 2017, encouragés par… deux millions et demi de spectateurs. Courir le marathon à New York, c'est donc profiter d'une ferveur habituellement réservée aux rockstars et aux astronautes. À l'autre bout du monde, le même engouement, le marathon compte entre quinze millions et vingt-cinq millions de pratiquants au Japon (leur morphotype est-il si semblable qu'une imprécision de dix millions soit acceptée ?). Chez nous, le nombre de coureurs a augmenté en moyenne de vingt-neuf pour cent chaque année entre 2010 et 2015[25]. Toujours en France, plus de huit millions de paires de chaussures sont vendues chaque année parmi les quelque… trois mille références recensées. Il y a donc des gens qui passent leurs journées à dessiner des chaussures de sport... Huit millions de paires vendues, donc. Beaucoup, mais peu en comparaison du milliard et huit cents millions de bouteilles de vin consommées chaque année en France. Soit une paire de baskets vendue pour deux cent vingt-cinq bouteilles achetées. Encore cinq bouteilles et je pourrais faire le coq.

Enfin, statistique symptomatique du succès étourdissant de la course, quatre-vingt mille participants au *Mud Days* en 2016. Il s'agit d'« un challenge d'environ treize kilomètres avec plus de vingt obstacles inspirés des parcours du combattant. Au menu, de l'eau, de l'électricité, de la glace, mais surtout de la boue et de la gloire[26] ». Après des dizaines de milliers d'années d'évolution, retour brutal à la case départ, dans la fange. Le constat est simple, la course à pied aujourd'hui est en mode *no limit*.

---

[25] « L'évolution du running depuis 2009 : pratiques, marché et tendances », Fitmyrun (2015).

[26] Source : http://www.themudday.com/fr/presentation/concept.

*
* *

Les chiffres sont donc excellents. La consécration atteint même les pages de l'immortel *Petit Robert* où le mot *running* vient de faire son entrée, en précisant bien son orientation vers la performance : « Nom masculin : pratique régulière et intensive de la course à pied dans un esprit de compétition. »

Mais toute sportive et sympathique qu'elle soit, la discipline n'est pas — en raison même de son succès — hors de portée des dérives mercantiles trop connues.

Les courses sont très bien organisées, O.K. Les coûts d'organisation augmentent probablement en raison de nouvelles contraintes liées à la sécurité, c'est compris. Chacun a le droit de faire des affaires, aucun problème.

Mais cela n'explique pas tout. Les dossards quelques fois hors de prix (pas à Annecy cependant). Les listes d'attente ou tirages au sort pour certaines courses, comme pour obtenir la carte verte aux États-Unis. Les paires de chaussures valant trois fois le SMIC journalier, dont certaines sont… connectées. « Attends une seconde, Paul, mes semelles viennent de m'envoyer un SMS. » Les villages de retrait des dossards alambiqués comme des magasins de meubles suédois. La boisson dite d'attente, qui n'est pas une décoction anisée des pêcheurs de Marseille. Les bas de contention pour la course qui font marrer les grands-mères. Les produits diététiques « spécial course » en tout genre. Les montres en plastique à trois cents euros, etc.

À ce rythme les shorts de course seront bientôt munis de poches pour les cartes bleues.

Dommage.

XIII

L'inestimable estime

J'avoue avoir été à deux doigts de mettre la main entière dans le pot de confiture (je laisse au lecteur le soin de se représenter cette manifestation incontestable de ma dextérité). De rentrer dans le cercle vicieux du chronomètre, lequel ne possède pas d'autre issue que de chercher toujours plus — gagner quelques secondes au kilomètre, par exemple. Courir plus vite ou plus longtemps, le mantra des coureurs. Tentant, humain sans doute, mais totalement puéril.

Vraiment étrange comme l'objectif chronométrique a inconsciemment pris le dessus sur celui de l'enquête. J'ai quand même fini par me réveiller.

Mes derniers tests sur la piste sont au-delà de mes attentes : 2 minutes et 57 secondes en moyenne pour les huit cents mètres. Ce sont donc vingt secondes gagnées en quelques semaines, soit dix pour cent de gain par rapport au temps initial. Beaucoup et peu. Que ce soit médiocre au regard des performances des professionnels ou même de certains amateurs m'indiffère. Oui, beaucoup progressent deux fois plus vite que moi. Et certains sexagénaires à la démarche peu académique me doublent sans effort. À chacun son métier, son éducation athlétique, son hygiène de vie et ses aptitudes. Je me satisfais de ma progression. Je retire même du plaisir à constater mes progrès. Ou plus exactement de l'estime. Celle qui émerge quand « vouloir » et « faire » s'associent sans que l'un ne fasse encore faux bond. C'est sacrément agréable de construire une stratégie, de s'y tenir, et d'en mesurer les résultats. Les occasions sont trop rares dans la vie, professionnelle en particulier, de récolter les fruits de son investissement et donc de ressentir la satisfaction et la fierté du travail accompli. Il y a trop de contingences, de jeux de pouvoir qui sabotent le processus. À la question de la cause de leur désengagement croissant, les salariés citent d'ailleurs souvent le manque perçu de reconnaissance et la perte de sens.

Hypothèse n° 9 : les coureurs veulent meubler leur CV.

Les recruteurs apparemment n'ignorent rien des vertus de la course sur l'estime. Ils voient même d'un œil favorable le fait que les candidats participent à des courses d'endurance. Une étude américaine démontre ainsi que les chefs d'entreprise habitués à courir des marathons sont de meilleurs leaders que les autres[27]. Je n'ai absolument aucun

[27] Source : https://papers.ssrn.com/sol3/papers.cfm?abstract_id=248996.

doute sur ce sujet… En se basant sur les données de mille cinq cents sociétés américaines entre 2001 et 2011, les chercheurs ont trouvé une corrélation positive entre la pratique du marathon par les P.-D.G. et la performance de leur entreprise.

La course à pied est exigeante, mais généreuse. Elle offre à ceux qui s'y investissent sérieusement, mais raisonnablement, bien plus qu'un sentiment de bien-être physique ou une meilleure qualité de sommeil.

Son mérite principal est sans doute de doper l'inestimable estime de soi.

Troisième partie

LE SENS DE LA COURSE

I

Dernière ligne droite

Les dernières semaines avant une course, c'est un peu le mois du moi. Penser à toutes ces choses futiles qui apparaissent pourtant exagérément importantes dans le contexte d'un départ proche. L'alimentation, la récupération, l'hydratation, la sudation, l'extrême-onction… Le sentiment ridicule de préparer une échéance importante. À celles et ceux qui s'efforcent de rajeunir, je dis ceci : laissez tomber, c'est nul. Vivre l'exaltation d'un adolescent avec la maturité d'un adulte, c'est une sensation horrible.

La semaine d'avant la course, il faut mettre du bois dans la chaudière. Mais pas n'importe lequel, sinon risque grossier d'enfumage (hautement déconseillé pour soi ainsi que pour ses collègues du peloton). Il faut donc sélectionner des essences à fort pouvoir calorifique, du chêne, du frêne, du charme (j'ai révisé cette fois). Dans le contexte de la course, la prescription bien connue est immuable, il faut manger des pâtes.

Hypothèse n° 10 : les coureurs courent, car ils aiment les pâtes.

Que les magiciens de la basket me pardonnent de dévoiler ici un de leurs secrets les mieux gardés. La planification des courses de la saison fait bien moins cas des objectifs athlétiques que des envies glucidiques. La boussole du marathonien, c'est son estomac. Lassés du régime Tricatel de leur cantine d'entreprise et du flan aux brocolis servi à la maison, les coureurs voient en vérité dans chaque course l'opportunité d'une cure jouissive de *pasta*. Matin, midi et soir durant l'intégralité de la semaine précédant la course.

Voici donc la version officieuse du programme annuel type d'un coureur : en avril, gratin de pâtes au reblochon avant Annecy ; en juin, crozets au beaufort avant le marathon du Mont-Blanc ; et enfin pennes sauce camembert en septembre, avant Rouen. Imparable, qui pourrait y trouver à redire ?

*
* *

La toute dernière semaine avant la course, il convient, paraît-il, de ressortir ses tongs et tester son hamac. J'imagine que les orteils ont besoin de s'aérer avant de macérer dans le jus de chaussette. Étonnant d'ailleurs que ce concept sportif de « faire du jus ». Du jus de quoi, au juste ? Il n'y a guère de fruits au début du printemps. Les pommes sont farineuses et les cerises ne sont encore que des promesses fleuries. Il ne reste que les bananes d'Équateur et les fraises d'Espagne, franchement pas excitant.

Je dors aussi pour solder l'important déficit de sommeil sur mon compte épargne-temps. Les cadors, eux, n'ont pas ce souci. Je parcours d'ailleurs leurs aventures extraordinaires[28] en pariant de façon honteusement présomptueuse que la lecture de leurs récits créera une telle proximité avec l'exploit que ma propre performance en sera facilitée.

---

[28] Quelques références dans la bibliographie en annexe.

II

Va falloir y aller

Jour J.

Réveil, pas vraiment naturel, à cinq heures du matin. J'ai aussi bien dormi que la veille d'un examen, c'est-à-dire que j'ai failli m'endormir plusieurs fois. Quand je me lève à cette heure-là en général, c'est pour avancer la voiture jusqu'à la gare où je monte dans le bus vers Mâcon avant de sauter dans le train vers Paris qui me dépose au pied du R.E.R. A vers la Défense, où je marche en direction de la tour lambda avec son ascenseur diligent qui me laisse devant la salle de réunion. Ma vie professionnelle est trépidante. Trois heures de transports pour atteindre le siège, je pense pouvoir faire mieux si je reste chez moi !

Ce matin, je dois juste me diriger vers le frigo pour un rendez-vous intime avec une gourmandise. C'est plus simple.

J'ai choisi d'agrémenter ma collation de potron-minet par un *shrikhand* au safran[29]. Plusieurs raisons

---

[29] Il s'agit d'une recette d'origine indienne à base de fromage blanc mélangé avec du miel, de la cardamome et du safran.

pour ce choix. Le goût tout d'abord, frais et doucement épicé, parfait pour rajeunir l'haleine matinale. L'apport calorifique conséquent ensuite, le miel n'y étant pas étranger. L'exotisme aussi, cette idée de s'évader mentalement quelques minutes au pays des sommets himalayens avant de rejoindre la foule trépidante de la ville. Cette divagation orientale m'aiguille vers une question horrifiante qui me ramène brutalement sur terre : « À quoi ressemble la collation avant course d'un marathonien asiatique ? ».

Enfin, et surtout, j'apprécie la simplicité de ce choix, ayant une affection sincère, et réciproque, pour les recettes dont le contenu ne nécessite qu'une seule phrase.

Recette du shrikhand au safran :

Mélanger le tout à l'avance et placer au réfrigérateur.

Bref, j'aurai au moins fait une chose comme les professionnels en ce jour de marathon, la collation énergétique trois heures avant la course.

Ce qui est sympa quand on se lève à l'aube, c'est que l'on peut laisser sa vaisselle à faire aux autres, celles et ceux qui se lèvent tard. Je parle en connaissance de cause, c'est moi qui me tape les quatre bols d'habitude. Du coup, cette fois j'en profite, un bol pour les céréales, un pour le fromage blanc, un pour le thé et un dernier pour le sachet de thé. Et bien sûr un verre en cristal (qui, donc, ne se lave qu'à la main, mieux vaut être prudent) pour le jus de fruits. Cette journée commence vraiment bien.

Je suis, cela dit, dans un état d'esprit qui ne correspond ni de près ni de loin à aucun mot du dictionnaire. J'ai bien fouillé partout, je n'ai rien trouvé, ni chez le petit Robert, ni chez la rousse. La hâte que tout cela se termine se mêle à l'envie d'en découdre, sur un fond de lassitude teinté d'excitation et baigné d'un lixiviat de testostérone mêlé d'adrénaline.

Je vérifie une dernière fois l'étanchéité du joint de la baignoire, j'ouvre le robinet au débit prévu et je file.

Je trouve à me garer devant le cimetière. C'est toujours cela de gagné, en cas de défaillance fatale mes affaires seront sur place. Je trottine jusqu'au site du départ sans risque de le rater puisqu'un flot humain coloré s'y dirige. Ils ont l'air vraiment déterminés ces gens-là.

Le lac est très beau en ce matin d'avril, et je me surprends à penser que je ne serais pas contre une promenade tranquille... Il faut que je me réveille dare-dare !

J'essaie deux, trois étirements, quelques accélérations (suivies de décélérations, sinon paf !)

et je me faufile dans le sas de départ. Comme me le souffle mon jovial voisin québécois : « L'affaire est ketchup et il va y avoir du monde à la messe[30]. »

[30] « La situation se présente au mieux et il y a foule. »

III

À vos marques

Annecy, 22 avril. Quelques minutes avant le départ.

Comment qualifier un rassemblement de coureurs ? Assemblée s'utilise pour les babouins, et les députés ; à éviter. Troupe, pour les ânes ; guère mieux. Un murmure, comme pour les étourneaux serait flatteur, vu le vacarme ambiant. Troupeau, en référence aux éléphants semble au contraire exagéré, à ce stade de la course en tout cas. Alors ? Une flamboyance comme pour les flamants, une foule comme pour les kangourous ou une colonie propre aux pingouins ?

*
* *

Trois mille coureurs environ attendent donc le départ. Tous ont longuement étudié le parcours. Ce dernier est pourtant fléché et se limite à l'effort cognitif abordable de longer le lac puis de revenir par la même route.

Visuellement, un sas de départ ne correspond pas vraiment à l'ordre d'un défilé de l'armée nord-coréenne. Tant mieux. Ni au 14 Juillet de Manet d'ailleurs. Tant pis. Quelle dissonance pigmentaire ! Si les couleurs avaient le pouvoir d'évoquer la personnalité de celles et ceux qui les choisissent, le marathon ressemblerait à une polyclinique. Les plus nombreux seraient les hyperanxieux. Faciles à reconnaître, en raison de leur goût immodéré pour le fluo, ils sont visiblement prêts à finir la course de nuit tout en restant bien visibles. Les dépressifs, moins représentés, s'accoutrent de haut en bas d'un curieux camaïeu de noirs. De très nombreux pervers revendiquent une libido dangereusement décomplexée en chaussant des baskets d'une marque américaine en quatre lettres commençant par *N*. On distingue également des masochistes qui portent un sac à dos bon poids et quelques originaux vêtus d'un sac-poubelle cent litres. Il paraît que cela permet de garder le matos bien au chaud... Enfin, les simplets — dont je fais partie — abordent l'épreuve avec un sourire béat. À vue d'œil, les quelques bénévoles de la Croix-Rouge ne vont pas suffire aujourd'hui.

En nombre plus élevé encore, dans un ratio d'environ deux pour un, un tapis de baskets inesthétiques trépigne.

Hypothèse n° 11 : les humains courent, car ils aiment porter des baskets.

Je ne sais pas si le titre de sociologue de la basket existe, mais dans l'hypothèse négative il faudrait y songer. Car l'humain porte des baskets à tout âge, et pour des raisons bien différentes. Les adultes courent avec, c'est entendu. Les seniors apprécient leur confort pour soulager leurs arpions, j'ai bien compris. Mais j'aimerais demander au sociologue de la basket pourquoi les ados de sexe masculin refusent de les quitter. Négocier un jour d'abstinence par semaine se révèle impossible. Concernant les demoiselles, je questionnerais le spécialiste sur leur attirance religieuse envers le modèle blanc orné d'un modeste motif vert au talon, créé il y a quarante ans par un obscur joueur de raquette moustachu.

Les baskets sont donc désormais un objet d'identité sociale pour les jeunes. Mais puisque ces derniers n'épuisent pas les pistes d'athlétisme avec, l'hypothèse précitée sombre dans les profondeurs du lac : non, les baskets ne servent pas qu'à courir et ce n'est pas non plus par goût pour cet accessoire vestimentaire que l'on sue sur la piste. Cette pensée souligne l'état de confusion dans lequel me plonge encore mon enquête. À quelques secondes du départ, des questions importantes demeurent.

La sono heureusement kidnappe mon attention, ainsi que celle de mes voisins. Cette ambiance euphorisante est plaisante.

*
* *

Serrés dans un cortège haut en couleur, nous piétinons tels des manifestants lors d'un mouvement contestataire. Oui c'est cela, nous manifestons. La revendication portant sur notre plaisir personnel est partagée, mais semble curieusement honteuse, inavouable. Elle demeure donc silencieuse. Nous sommes ensemble, mais anonymes, nombreux, mais seuls, chacun concentré par la lutte des places.

Histoires de marathon : Barcelone, 2017

Jonah Kipkemoi est un athlète d'origine kenyane. Gravement brûlé à l'âge de douze ans, il conserve des séquelles au bras droit et au visage. Aux Jeux paralympiques de Londres en 2012, il concourt pour les courses du huit cents mètres et du mille cinq cents mètres, se classant parmi les meilleurs, respectivement sixième et huitième. Lorsqu'il est sollicité pour la trente-neuvième édition du marathon de Barcelone, c'est, comme souvent, en qualité de « lièvre ». Son travail consiste alors à régler le tempo durant la première partie de la course pour que les favoris puissent atteindre la fin de course dans les meilleures conditions possible. C'est ce qu'il fit avec rigueur jusqu'au trentième kilomètre. Mais au moment de s'arrêter, une fois son travail accompli, il voit le favori abandonner. Jonah se persuade alors qu'une opportunité s'offre à lui. Il décide de poursuivre son effort, jusqu'à franchir la ligne d'arrivée en vainqueur dans le temps plus que respectable de 2 heures 8 minutes et 55 secondes. Tout à sa surprise et à sa joie, il déclare sur le podium que la prime du vainqueur lui permettra de réaliser son rêve, avoir une ferme chez lui dans la vallée du Rift au Kenya et y élever une vache.

IV

Le printemps (départ - km 10)

Ma stratégie de course est simpliste, suivre le meneur d'allure des trois heures. Je me place donc derrière le sherpa savoyard. Avec un dénivelé cumulé de quarante mètres, ce n'est pas le mal des montagnes qui me fera souffrir aujourd'hui. Les sherpas himalayens portent une partie des affaires des montagnards. Je décide d'en faire autant et de m'alléger d'un poids coûteux en énergie, celui du stress. Il gère le *tempo*, je garde mon énergie pour le suivre.

Meneur d'allure, c'est un job pour schizophrènes. Le type s'emploie à amener à bon port et dans le bon *tempo* des coureurs du dimanche, en sachant très bien que chacun d'entre eux ne rêve que de lui fausser compagnie. Il sait aussi que peu en sont capables, mais s'abstient poliment de le signaler.

Mon premier objectif est simple, rester debout. Il y a beaucoup de nervosité et de trafic en ce début de course. On dirait une arrivée au sprint sur le Tour de France lors d'une étape de plaine. Des dépassements de partout, quelquefois peu prédictibles. Je suppose que certains ont abusé de la pommade au camphre tant ils semblent avoir le feu aux fesses. Je mets mon clignotant, me range prudemment sur la droite et attends l'accalmie. Je procède rapidement à un check-up mental. Le souffle ? Inaudible, parfait. Le moral ? Excellent. Temps splendide, site magnifique, ambiance festive. L'équipement ? Nickel, tout fonctionne. Les jambes ? Lourdes. Je reprends, j'ai dû me tromper dans la procédure. Les jambes ? Définitivement lourdes. Vite, un miracle !

Là, je suis mal. Je viens juste de partir et je ressens nettement la lourdeur. J'essaie de me convaincre que la digestion doit être en cours (elle passe par les cuisses, c'est bien connu) et que cela va bientôt s'estomper. Je fais donc comme si de rien n'était, on verra plus tard. Le repère visuel du sherpa et ma foulée sont les deux sujets de ma concentration (c'est inhabituel, d'habitude je sature avec un seul). Je me distrais en prêtant l'oreille aux musiciens sur le bord de la route. C'est sympathique, mais décousu, car notre allure supérieure ne nous permet pas de saisir autre chose que de courts extraits. Et comme les orchestres se succèdent, cela donne un pot-pourri improbable où *La Dame de Haute-Savoie* semble étrangement avoir à faire avec *Les Murs du pénitencier*. Une rivalité entre les deux Savoie ?

*
* *

Ce que je peux observer à partir du chemin côtier que nous empruntons donne du crédit à la réputation avantageuse du lieu. C'est la symphonie des formes et des couleurs qui domine. Le lac placide contraste avec les espaces naturels verdoyants, puis au second plan, avec la chaîne alpine majestueuse et encore partiellement enneigée. Je crois apercevoir des *Leontopodium alpinum*[31] dans un champ, à moins que ce ne soient des *Colchicum alpinum*[32] ? Je vérifie. Quitte à courir avec une volumineuse encyclopédie des plantes locales, autant m'en servir.

Le lac est bordé de magnifiques villas. Ont-ils décodé les algorithmes de la Française des jeux ici ? Ces gens qui trinquent autour de leurs tables en teck certifié F.S.C. ou qui s'activent autour des grillades enfumées seraient donc des forts en math ? Je ne suis pas tenté de quémander pitance pour autant, l'enfilade de la barbe au cul, ou barbecue pour les prudes américaines, ne stimule guère mon appétit aujourd'hui.

C'est d'un « tire-moi vers le haut[33] » dont j'ai présentement besoin.

[31] Edelweiss.

[32] Colchique des Alpes.

[33] Littéralement, « tiramisu ».

V

L'été (km 10 - km 21)

Le marathon est une activité d'une complexité bien trompeuse. Il ne s'agit pas « juste » de courir, tant s'en faut. C'est la gestion de l'effort et de son intensité qui est subtile et primordiale. C'est comme marcher sur un fil, sans doute. D'un côté, le risque de l'explosion précoce est réel. Car on peut très bien se rendre minable en quelques hectomètres seulement, lorsqu'ils sont parcourus à intensité maximale. À l'inverse, le risque de la contre-performance est latent lorsque le rythme trop prudent alourdit le bilan par dizaines de minutes. Il faut alors être raisonnablement avisé ou décemment aventureux, selon sa personnalité. Le problème devient vraiment corsé lorsqu'il faut intégrer les impondérables : la température, le vent, la forme du jour, le stress, la diététique, le dénivelé, les gaz non hilarants des voisins, le moral, le type de foulée, la forme des pieds... Un vrai casse-tête. Pour qui veut s'y frotter, la course est tout sauf un exercice monotone, puisque ces facteurs évoluent constamment. Il y a de quoi se passionner en réalité pour la compréhension et l'optimisation des paramètres qui régissent la performance athlétique. Cette gestion impose, au minimum, la connaissance et l'écoute des signaux envoyés par le corps. Elle nécessite surtout de la patience. Car forte est la tentation de lâcher les gaz quand le réservoir est plein. Comme l'ambiance festive et l'enjeu chronométrique favorisent une certaine excitation, il est tentant de vouloir accélérer. D'autres le font d'ailleurs, probablement motivés par la perspective d'une bise de la charmante hôtesse chargée de la remise des récompenses sur le podium. Il faut alors faire preuve de flegme. C'est la situation où le repas tant attendu est servi, il est fort appétissant et odorant, mais l'aïeule est sortie de table pour la grosse commission et il faut l'attendre patiemment avant de commencer…

*
* *

Je me fixe comme objectif d'économiser le plus d'énergie possible, d'avaler substances hydratantes et kilomètres. J'entends maintenant mon souffle, comme s'il s'agissait de ma première inspiration après dix kilomètres d'apnée. Le flux est encore discret, comme pour éteindre une bougie. Je rappelle, à toutes fins utiles, que les bougies doivent s'éteindre par le souffle et non par l'humidité de l'écume salivaire.

D'autres en sont déjà au souffle de l'éthylotest après une soirée au *Macumba*, bonne chance à eux. Les jambes sont toujours lourdes cependant. Le sherpa placide récite sa partition dix mètres devant moi, avec son beau drapeau rouge indiquant trois heures.

*
* *

Le premier ravitaillement arrive. J'hésite un peu à m'arrêter, mais la prudence l'emporte. Avec regrets d'ailleurs, car je prends cinquante mètres dans la tronche. Car eux, ils boivent en courant. J'enrage. Ce ne sont que des goujats, des mufles, des œnologues d'aire d'autoroute. Chez nous, dans le Beaujolais, on gère les ingestions liquides, quelles qu'elles soient, de façon bien plus noble et distinguée. Boire est un art, c'est une question de savoir-vivre.

Le vin a besoin de respirer, on prend donc le temps de l'examiner, de l'observer avant de commencer à le boire. Il s'agit ensuite de faire tournoyer le verre pour faciliter la libération des arômes. Deux techniques existent. Soit c'est la main, souple, qui imprime au verre un doux mouvement de rotation, soit c'est la hanche qui déclenche la circonvolution que la main, solidaire, reproduit avec grâce. C'est cette seconde option que je retiens, puisqu'elle s'apparente visuellement à un exercice d'échauffement musculaire, légitime, et donc admis en cette circonstance précise.

Ensuite on hume, puis re-hume, sauf si rhume. Vient alors le moment de la dégustation. Règle incontournable, goûter n'est pas boire. Pour goûter, il faut cracher, ce que mes voisins de passage, impatients et probablement ignares des subtilités vinicoles semblent méconnaître et vertement réprouver. Je ne suis ni sourd, ni muet, mais je pratique dans ces circonstances le langage des signes, surtout avec le majeur.

Il s'agit enfin d'aspirer le vin après l'avoir goûté. On joint alors les lèvres comme si on allait siffler, on aspire de l'air par la bouche et l'expire par le nez. Ceci libère ainsi les arômes du nectar qui passeront par le nez via la cavité rétronasale. La nature étant bien faite, cet échange gazeux est également propice à la relaxation. On peut alors retourner à ses activités, pédestres ou autres, sereinement.

*

* *

Sereinement, mais rapidement quand même. Je rame d'ailleurs pas mal pour rentrer dans le groupe et l'excitation cède place à l'inquiétude. Je sens que je suis déjà en train de piocher dans mes réserves, de faire un effort pour suivre le rythme. Je ne comprends pas pourquoi, j'ai couru de nombreuses fois à cette allure sur la piste. Trop souvent ?

En fait, je lutte carrément pour finir le semi-marathon dans le *tempo*. Je passe la mi-course en 1 heure et 31 minutes. Proche et loin à la fois. Quantitativement, je suis à peu près dans les temps espérés. Qualitativement, c'est une tout autre histoire.

Si « la carte n'est pas le territoire[34] », la piste n'est pas la route non plus. Je sens nettement la fatigue. En fait, tout se passe exactement comme je ne l'avais pas prévu. Mais il est impossible de tricher ou même de négocier pendant un marathon. C'est comme tenter un slow langoureux avec un cactus saguaro. Ouille ! Pas de bla-bla, pas de coups tordus, pas de chantage, pas de « faites le boulot, je passe à la caisse ». Le marathon est authentique. C'est plutôt réconfortant, car cela écrème les arracheurs de dents et les baratineurs en tout genre. Mais les imprudents et les orgueilleux passent aussi à la trappe et là, je me sens clairement concerné.

Le marathon est un piège à ego, il attire l'orgueil comme le sucre les guêpes. Les plus prudentes arrivent à échapper au piège, les autres voient leurs pattes collées dans la mélasse.

Je n'ai pas encore touché l'iceberg, mais il est nettement en vue et la machine n'est pas assez véloce pour l'éviter aujourd'hui.

[34] Nous devons cet aphorisme à Alfred Korzybski.

VI

L'automne (km 21- km 32)

« Je vais gérer » nécessite un accent aigu alors que « je gère » préfère la gravité. Normal. La première proposition évoque un acte de volonté pétri d'enthousiasme (et de testostérone) qui se décide avant la bataille, quand la sono crache ses watts sous l'arche de départ et que l'énergie abonde. La seconde proposition s'inscrit, elle, dans la réalité, le présent, dominé par la fatigue et sa cousine douleur. Après une heure et demie de course, vouloir et faire commencent donc à se disputer. L'accent change ainsi d'orientation alors que nous rebroussons chemin en direction du port. Le marathon d'un hypocondriaque ou d'un orgueilleux dure vingt kilomètres approximativement.

Des questions émergent. Si je coupe discrètement par le lac et progresse en crawl, est-ce que j'irais plus vite ? Trop dangereux, risque de court-bouillon. Je vois par contre quelques pédalos qui me donnent bien envie. Tentante, cette activité sportivo-ludique que l'on pratique en maillot de bain et en tongs en sirotant quelque cervoise d'abbaye produite localement.

*
* *

Nous venons donc d'attaquer le chemin du retour. En toute sincérité, c'est bon de croiser des collègues qui n'ont pas encore atteint la mi-course. Cela bichonne l'orgueil et égaye la vue puisque la perspective offerte est soudainement moins monotone. Ce n'est pas que je sois las, loin de là, d'observer l'agitation synchrone de pétrousquins bien galbés. Mais leur densité au sein d'un peloton majoritairement masculin génère quand même une certaine désespérance après une heure et demie d'attention. Je vois donc désormais des visages et non plus uniquement des fesses. C'est rafraîchissant, même si la vue de collants dessinant des poutres apparentes portées par des anonymes plus ou moins bien charpentés est le prix à payer pour cette récréation visuelle.

Certains de ces visages sont déjà marqués, creusés même. Je me devine sans miroir. Se réjouir du malheur des autres, voilà où j'en suis. La compassion ne serait donc pas innée, naturelle, mais dépendante des circonstances ?

Certains coureurs ont chopé la courante. Mauvaise stratégie. Le jour de la course, du Smecta tu prendras, et d'être mélancolique à tout prix tu éviteras.

En fait, le chemin du retour, c'est un peu l'armée mexicaine. Tacos au reblochon pour les sans-grade ce soir. Certains accélèrent, certains marchent, certains vomissent, d'autres boitent. Je viens même de croiser un brancard lesté d'un porteur de dossard. Lui ne sera pas *finisher*, mais *pleurnisher*[35]. Tout ceci est déroutant, l'aventure prend de l'épaisseur.

Pour ma part, je commence sérieusement à lutter. Embrayage en rade, bloqué en première avec signes évidents de surchauffe. Mon corps semble être en situation de surendettement. Il va falloir payer, patiemment, pas après pas. Ou alors, fuir, abandonner, m'exiler. Après tout, la Suisse n'est pas si loin.

L'inquiétude n'est même plus de mise, je sais que je vais galérer pendant le reste de la course. Jambes en bois, rien à faire. Encore quinze mille foulées au moins. C'est la colère qui domine. Comment est-ce possible d'être déjà dans cet état ? Pourquoi est-ce que je n'avance pas aujourd'hui ? Je ne sais si ce sont les parpaings que je soulève ou cette question sans réponse qui me fait le plus mal.

En vérité, mon ambition vient de sombrer dans la fosse « sceptique », ou « celtique », ou « septique » — merde, je ne sais plus — de mon orgueil.

[35] J'emprunte ce bon mot à Gérard Ejnès dans *Chéri(e), je pars faire une course.*

VII

L'hiver (km 32 - km 42)

Le Cri de Munch, c'est moi. Il ne faut pas que j'oublie de demander des droits d'auteur après la course. Vu ma tronche, j'espère que le photographe mandaté est un pro de la retouche et qu'il saura sortir un cliché correct. Sinon, tant pis, je ferai un agrandissement qui fera office de masque pour Halloween. Razzia de Tirlibibi garantie cette année.

*
* *

Le problème de chercher effrontément ses limites, c'est que l'on peut aussi finir par arriver à les trouver. Il ne faut pas venir pleurnicher après.

Le moment du combat est donc arrivé, la baston avec moi-même. J'ai perdu le meneur d'allure de vue depuis bien longtemps et j'ai bien peur que cela n'ait rien à voir avec ma myopie. Il s'est inexorablement éloigné, mètre après mètre, comme dans un mélo larmoyant où les amants se quittent lentement et pour toujours (c'est juste une métaphore, nous sommes d'accord).

Maintenant le programme est simple, il faut tenir. J'essaie la diversion mentale en cherchant une source de réconfort. Elle se présente rapidement sous sa forme obsessionnelle habituelle. Je rêve d'un flan pâtissier géant, grand comme une piscine ronde d'au moins deux mètres de rayon et quatre mètres de diamètre. Il serait épais, blond et onctueux, bicolore sur sa surface, mais dépourvu de la couche de graisse infâme qui brille souvent dessus, comme s'il devait ressembler aux chaussures des commerciaux. La gourmandise comme antidote aux coups de bambou.

Je peste contre ceux qui balancent honteusement à terre leurs tubes de gel énergétique vides, agissant comme des flans qui « courent-jettent ».

*
* *

Est-ce que quelqu'un pourrait par hasard me donner le 06 de Jean de La Fontaine ? J'aimerais bien le joindre pour lui proposer une trame de fable. Je lui conterais ainsi l'histoire du gros lourdaud qui s'entraîne dur tout l'hiver et arrive épuisé le jour de la course printanière venu. La cigale et la fourmi à l'envers.

*
* *

Si j'avais moins d'amour propre, ou plus d'amour sale, j'aurais écrit ici qu'au trente-sixième kilomètre j'ai vécu une humiliation vraiment humiliante. J'aurais précisé que je me suis fait dépasser par cinquante personnes d'un coup (à trente personnes près environ). Si ma gloriole était moins forte, j'aurais ajouté que ce groupe était emmené par un nouveau meneur d'allure qui arborait, lui, un drapeau vert indiquant trois heures quinze. Mais ce camouflet est trop fort pour que je le rende public. Vous n'en saurez donc rien.

*
* *

La fin du marathon est brutale, sauvage.

Il n'y a plus de technique ni de stratégie. Plus de montre, de plan d'entraînement, de gestion. Je ne vois plus le lac, je n'entends ni les orchestres ni le public. Les idées créatives se cachent au pire moment, puisque c'est maintenant que j'en ai le plus besoin. Où vais-je trouver des excuses ? J'en ai plus que « mar-a-thon » idée de se mettre seul dans une telle galère. Beau gosse, têtu, tendance masochiste, en tenue légère, je vais finir par me faire repérer par la presse spécialisée.

Visiblement mes capacités cognitives ont lourdement chuté également puisque je dois m'y reprendre à plusieurs fois pour évaluer le temps qu'il me reste à courir. Les heures ont maintenant cent minutes et les tables de multiplication m'échappent ! Les minutes défilent et tous ces bipèdes qui me doublent. Si cela continue, je vais en choper un et le « chrono mettre ».

Je ne pense même plus aux heures d'entraînement, je ne pense plus du tout, en fait. Il n'y a que l'effort, total. Juste la volonté nue et le souffle, rauque. Je ne cesse de ralentir, je marche presque désormais. Je m'y refuse pourtant. C'est le scénario de la voiture en panne sèche qu'il faut pousser. Là, c'est la volonté et l'orgueil qui poussent la carrosserie inerte. Ils sont donc là quand les temps sont durs, je suis bien content de le savoir. Je ne les remercie pas cependant, lucide que je suis sur leur duplicité. L'orgueil conduit tout d'abord à la ruine puis se présente guilleret en sauveur. Enfoiré.

Je ne dois pas être frais, car les coureurs qui me doublent m'encouragent désormais et m'exhortent à finir. Des avis qui sonnent comme l'hallali. Peut-être ont-ils déjà traversé ce type de défaillance ? Bien sûr que je vais finir. Avancer quoi qu'il en coûte, ne pas s'arrêter, refuser la tentation devenue obsédante de l'abandon. Abandonner, de toute façon, c'est complètement con, car il faut bien rallier la ligne et personne ne va me porter. Ma stratégie a tourné au fiasco, je verrai pourquoi plus tard. Objectif, le prochain pas.

Je ne pense pas avoir déjà atteint un tel degré de fatigue. L'ascension du mont Blanc ? Le plus dur était de digérer la surdose de polenta. L'aller-retour dans la journée du plateau du Grand Canyon vers le Colorado sous quarante degrés ? Une promenade digestive en espadrilles.

C'est un empoisonnement musculaire progressif et insidieux, une corrosion lente et sûre des fibres.

*
* *

Franchement, quelle blague que ce corps dont les capacités sont totalement épuisées après deux petites heures d'effort, comme une vulgaire pile alcaline ! Vraiment surcoté, ce truc. Je réalise brutalement que le corps, mon précieux corps, est une vulgaire machine. Sophistiquée certes, fascinante même, géniale sans doute, mais une machine. Un objet, un outil. Avec ses limites et ses défauts, désormais évidents. Il retient toujours ma curiosité, mon admiration également, mais quelque chose vient de changer. Le miroir de cette illusion matérielle vient de voler en éclats devant mes yeux. C'est sans importance, je n'ai plus besoin de ce reflet mystifiant. J'ai été trompé toutes ces années, le corps n'est pas ce que je pensais. Il ne mérite pas davantage que le soin nécessaire pour son fonctionnement durable et harmonieux. Il n'est pas le sujet, mais le complément. Il n'est pas l'auteur, juste l'interprète. Un outil de production, un moyen de séduction, une source de plaisir. Il est un véhicule, celui de la ressource infinie, l'esprit.

*
* *

Je termine la course à l'agonie en soufflant comme une Harley-Davidson mal réglée. Je maudis le voyeurisme des spectateurs, agglutinés le long des derniers mètres mortifères pour constater l'état de décomposition avancée de celles et ceux qui chancellent pour en finir. Je pense à cet anonyme titubant qui avait piqué ma curiosité et m'avait stimulé pour comprendre le sens de la course.

Maintenant je sais.

VIII

Bilan chronométrique

Décrire un marathon sur la base d'un nombre, en l'occurrence le temps mis pour le parcourir, est une incongruité. Je le dis probablement par dépit parce que dans mon cas ledit nombre est inférieur à mes propres attentes. Mais pas uniquement. C'est un peu comme juger du plaisir à déguster un dessert, un flan pâtissier à tout hasard, en se limitant au chiffrage du volume de lait utilisé : « J'ai nettement préféré celui dosé à sept cent douze millilitres. » Absurde. La course devrait plutôt se juger sur l'échelle de la variété et de la profondeur des émotions ressenties. Au lieu d'évoquer les minutes et les secondes, il faudrait décrire l'excitation, le plaisir, la souffrance, la fierté. Mais ce vocabulaire-là est étranger. C'est une langue que nous n'avons pas apprise et que nous ne faisons qu'estropier, marmonner.

Un rapide bilan chronométrique cependant :

- Ma vitesse de croisière au marathon du Lac : cinq minutes au kilomètre (2 heures et 91 minutes pour rallier l'arrivée).

- Record du monde du marathon : 2 minutes et 54 secondes au kilomètre (Eliud Kipchoge[36]). Logique et presque sans mérite, car il a de grandes oreilles et une toute petite baignoire.
- Vitesse de la lumière : 0,003 millième de seconde par kilomètre. Terrible confirmation que je ne suis pas une lumière.
- Vitesse de digestion d'un cassoulet : huit mètres parcourus dans l'intestin en une journée, soit environ trois mille heures pour un kilomètre.

Quoi que l'on en dise, et que vous en pensiez, je suis donc (beaucoup) plus rapide que le cassoulet.

[36] Marathon de Berlin le 16 septembre 2018, parcouru en 2 heures 1 minute et 39 secondes.

IX

Le prix du meilleur scénario

S'il avait survécu à son effort létal dans la plaine de Marathon, le soldat Phidippidès serait sans doute devenu un *script doctor* à Hollywood. Car le scénario du marathon est sacrément bien ficelé et répond aux standards professionnels du métier.

Le choix du protagoniste, au sens étymologique du terme,[37] peut, certes, laisser perplexe. Un quidam dans la foule chaussant des baskets fluorescentes, portant un short noir, mi-cuisses, très moulant, et un marcel floqué d'un numéro pour ne pas se perdre. Pour le glamour on repassera, cet acteur-là n'a pas dû épuiser le budget du casting. Il ne prétend pas au prix d'interprétation d'ailleurs. Il a cependant le mérite de ressembler au spectateur dans sa normalité, le mécanisme d'identification et d'empathie peut donc fonctionner. Il est par ailleurs encerclé d'une galerie de personnages hauts en couleur, ce qui facilite grandement la vie du scénariste.

---

[37] Du grec ancien *prôtagônistês* (« protagoniste, premier acteur »).

Il y a tout d'abord Ken, le George Clooney du peloton. Le truc de Ken, habituellement, c'est plutôt la course aux jupons. Mais Ken a perdu un pari lors de la dernière Saint-Sylvestre au ski. Il s'agissait d'effectuer un bain nocturne de trente secondes dans la fontaine vivifiante de la station. Le pari se déroulait sans soucis, avec satisfaction même, puisque Ken pouvait constater la vigueur ascensionnelle de son outil de loisir. Mais la soudaine apparence violacée du précieux dispositif le remplit d'effroi et le projeta hors de l'abreuvoir à la vingt-neuvième seconde. Dommage, Ken, si près du but. Il se résolut alors à honorer sa pénitence, laquelle consistait à s'inscrire à un marathon dans l'année. Il a retenu Annecy sans entrain, car il s'agissait de la première option dans la liste.

Le scénariste divertira également le spectateur en développant autour de l'étrange destin athlétique de Daniel. Végane scrupuleux, il représente son entreprise à Annecy et teste une nouvelle paire de chaussures au chanvre, conformément à ses convictions. Il espère faire mieux que lors du marathon précédent où il avait dû stopper malencontreusement son effort déterminé après trois cents mètres seulement, en raison d'une cruelle défaillance mécanique. L'asphalte surchauffé avait en effet dévoré la gomme trop tendre de ses semelles et semblait clairement disposé à poursuivre son festin avec ses voûtes plantaires.

Enfin, le scénariste s'arrêtera sur l'histoire de Rosy, caissière coquette dans un centre commercial en ville. Harcelée par son supérieur depuis de nombreuses années, elle a perçu un signe du destin quand ce dernier a eu un A.V.C. juste après avoir proféré une 42 195e blague graveleuse à son égard. Devenue fétichiste de ce nombre, elle va franchir la ligne de départ pour honorer la mémoire de ce moment libératoire.

*
* *

L'intrigue est lancée lorsque l'anonyme accepte sur un coup de tête une mission visiblement hors de ses capacités. Lui qui peine à appréhender le fonctionnement de son lave-linge avec son mode éco doit résoudre une enquête mystérieuse et jamais élucidée jusque-là. Pourra-t-il réussir ?

Initialement, il est fier (et beau). Muscles saillants, regard pétillant, blason sur la poitrine, il est prêt à en découdre. Il est sûr de lui et se projette vers les bénéfices que son exploit ne manquera pas de lui apporter.

Mais pour que le film fonctionne, l'objectif doit être source d'obstacles et de conflits pour le protagoniste. Il faut même être sadique avec les personnages pour que le spectateur ressente de l'empathie. Vers le milieu du film, des ennuis apparaissent donc. Voilà qu'une terrible défaillance guette. Plan serré sur le visage déformé du héros. Il souffre, il lutte, il râle, il crache, il titube.

L'antagoniste, le méchant, entre alors en scène. Il est payé pour emmerder le monde et récite donc avec fiel ses conseils défaitistes (« pauvre type, je te l'avais bien dit que tu n'avais pas le niveau »). Son but est que ni la quête, ni l'enquête, ni la quéquette n'aillent au bout. Subtilité scénaristique, protagoniste et antagoniste ne sont donc qu'un, le conflit est freudien, intérieur. Le superhéros vacille et le dénouement est incertain. Il puise au fond de ses ressources et finit par atteindre son Graal, *in extremis*. *The end.*

*
* *

Le marathon testera à fond différents aspects de votre condition physique. Votre poids est-il adéquat ? Votre système cardio-vasculaire est-il performant ? Votre tonus est-il *ad hoc* ?

Mais il offre beaucoup plus.

Vous voulez apprendre sur vous ? Vous voulez savoir si vous êtes courageux, patient, résilient, organisé, négligent, modeste ou orgueilleux ? Faites donc un marathon, vous saurez. Il vous livrera un scanner précis de votre état de forme et de vos émotions. Pour cinquante euros, ce n'est pas cher payé tout compte fait.

Euphorie, exaltation, impatience, peur, stress, incompréhension, souffrance, colère, déni, détresse, déception, orgueil, joie, fierté. Le marathon est un ascenseur émotionnel à grande vitesse. Le film dont vous êtes le héros. Mieux qu'au cinéma, effets en trois dimensions compris, car vous serez spectateur-acteur. Plus riche en émotions que n'importe quel parc d'attractions. Et tant pis si les émotions sont coûteuses en énergie, l'expérience vaut bien quelques déboires. Le marathonien est un brocanteur. Il arpente les rues le dimanche matin pour compléter ses collections. Mais ce ne sont pas les dés à coudre ou les premiers disques de Joe Dassin qu'il recherche, ce sont les émotions fortes, les moments inoubliables.

Dans combien de circonstances de la vie nous est-il donné de ressentir une telle palette d'émotions ? Probablement très peu, sauf bien sûr pour les *ultra-trailers* et aventuriers de l'extrême. Certaines de ces émotions sont même nouvelles, ressenties pour la première fois. C'est à cela que le marathon permet de goûter. Car le marathon a un goût. Un goût multiple et entêtant à défaut d'être raffiné. Un goût de sueur, d'adrénaline et de larmes. Un goût d'aventure intérieure aussi. Je comprends maintenant que l'on puisse désirer le rechercher à nouveau et même en devenir « accro ». On devient bien dépendant du sucre, de l'alcool ou autres substances pourtant bien pauvres en comparaison.

Si l'entraînement permet de s'évader et de prendre de la hauteur, la course est une plongée dans un univers émotionnel aussi riche et instructif que méconnu.

Quasiment mystique.

X

L'école du management

« Mieux vaut penser le changement, que changer le pansement. »

Francis BLANCHE.

Oubliez les écoles de management privées à vingt-cinq mille euros l'année. Ou alors, demandez à vous faire rembourser sous le prétexte d'avoir trouvé moins cher ailleurs. Dans un club d'athlétisme, par exemple. Inscrivez-y vos enfants en vue de préparer un marathon. Pour le coût modeste d'une licence, ils vivront une étude de cas de gestion de projet des plus abouties.

Classiquement, tout commence par la spécification d'un objectif. Puisqu'il s'agit de s'investir dans un projet exigeant et durant plusieurs mois, il faut créer les conditions d'un engagement fort. Sans quoi le renoncement guette tôt ou tard, retour sur le canapé. Il convient donc de se fixer une balise, un repère, telle la fameuse bouée jaune conique que le nageur estival voudra rejoindre, au risque d'inquiéter sa chérie (c'est peut-être son but). Sans objectif, point de courage pour sortir les jours de froid ou de pluie. Le point clé, c'est que la formulation même de l'objectif est primordiale. Il s'agit en substance de se donner des objectifs précis, difficiles, mais dont on a cependant la conviction qu'ils sont atteignables. Il faut développer cette compétence pour finir un marathon, il n'y a pas d'autre choix. Par exemple, « Tartuffe veut parcourir le marathon d'Annecy du 22 avril en moins de trois heures » est un objectif admissible. Car il est précis, carrément personnalisé, difficile à réussir, néanmoins probablement atteignable (ce qui compte, c'est la perception).

La course est ensuite un contre-exemple flagrant à la théorie managériale obsolète qui stipule que les meilleurs motivateurs sont les sanctions et les récompenses. La quasi-majorité des marathoniens sont dotés d'une motivation que l'on pourrait qualifier de stable et de durable. Le rêve du manager. Qu'est-ce qui les motive ? Certainement pas la prime — forcément utopique — et encore moins la médaille. Ils se motivent eux-mêmes. La meilleure motivation est toujours intrinsèque. Les coureurs — comme les salariés — détestent les carottes, et les bâtons sont interdits pendant la course.

Chacun ensuite a expérimenté combien il est difficile de changer ses habitudes, et plus particulièrement les mauvaises. Bien que les traits de caractère semblent être gravés dans le marbre, la leçon du marathon est pourtant qu'il est possible de se mobiliser pour changer. Rapidement même. En quelques semaines le corps gagne en souplesse et en force. On se discipline pour adopter de nouvelles habitudes, notamment relatives au sommeil, à l'alimentation ou, bien sûr, à la rigueur de l'entraînement. On renonce au contraire à certains comportements improductifs pour la performance. Comment expliquer que ces changements-là soient possibles ? Cela a sans doute à voir avec le *feed-back* régulier que l'entraînement peut procurer, ces petites victoires que l'on savoure quand des progrès sont observés. Les changements s'observent par petits pas, lentement mais sûrement, sur la base d'une préparation de plusieurs semaines, voire mois.

Comme dans un bon roman, le meilleur reste cependant pour la fin et dans le constat réjouissant que la course à pied n'est pas avare de récompenses. La discipline offre même un lien fort, intime et inaliénable entre l'effort et la récompense. Un organisme en meilleure santé, des performances qui s'améliorent, un sommeil de qualité, une silhouette qui s'affine, une confiance en soi qui s'affirme, etc. Si vous jouez le jeu, sans tomber dans un état de dépendance, vous constaterez des bénéfices, c'est une certitude. Combien d'activités peuvent garantir un tel équilibre entre l'effort et la récompense, une telle connivence entre la contribution et la rétribution ? Avec le marathon en particulier et la course en général, pas de promesses sans lendemain, ni d'efforts acharnés pour des projets professionnels stoppés brutalement en raison de « réorientations stratégiques » décidées par une cravate du dix-septième étage. Consciemment ou inconsciemment les actifs viennent chercher ici la reconnaissance qu'ils ne trouvent pas, ou plus ailleurs. Ils viennent l'extraire, l'arracher. Quand les antennes du sens et de la reconnaissance n'émettent plus, il n'y a pas beaucoup d'autres choix que celui de se servir tout seul.

L'équilibre recherché et proposé entre l'effort et la récompense ne doit naturellement pas faire oublier que la première composante de l'équation est l'effort. Vous en doutez ? Essayez donc de vous pointer sans entraînement à un marathon.

Car avant même de franchir la ligne de départ, il est préférable de mouiller le maillot à l'entraînement.

Sinon…

Épilogue

Annonce :

Adulte surmené (F/H) recherche activité nature peu contraignante pour se maintenir en forme, réguler son stress, vivre de fortes et belles émotions, progresser dans la compréhension de soi et doper son estime.

*
* *

Je ne serai jamais un coureur assidu, je ne suis pas assez amoureux. Un coureur occasionnel, certainement. La course ne manque pas d'atouts pourtant. Elle cajole le corps et stimule le cœur. Elle est généreuse aussi et sait vous élever au-delà du quotidien. Que ne l'ai-je rencontrée plus jeune ! Mais la place est prise et j'ai d'autres passions. Et l'écriture peut-être ?

La course est polysémique. Son succès est en lien avec la richesse, la qualité et la variété de sa proposition. Si elle se démocratise, c'est que les bienfaits qu'elle offre sont en harmonie avec les aspirations hédonistes de notre temps.

La course est une évasion. Se débarrasser, un moment, des contraintes qui oppressent. Être libre de ses choix, de ses parcours, de ses horaires, de ses défis.

La course est une respiration. Bouger, s'oxygéner, se dépenser, se dépasser. Aérer ses cellules et sa tête. Fuir les écrans et se rapprocher des arbres. Se synchroniser avec les rythmes vitaux du cœur et de la nature.

La course est une thérapie de l'estime. Elle dédommage de cent façons ceux qui s'y investissent et offre un lien intime entre l'effort et la récompense.

La course est une introspection. Être seul avec soi, cet inconnu. Apprendre sur le fonctionnement de son corps, de ses émotions, de sa psyché. Se connaître pour se comprendre. Mettre en lumière et donc affaiblir l'ego qui manipule.

La course est un bain de jouvence. Toute cette agitation mentale que la course stimule, c'est la vie qui se révèle. Ce feu d'artifice émotionnel, c'est l'énergie vitale qui s'exprime. Courir, c'est trouver et se prouver sa vitalité. C'est aussi défier avec malice la course du temps. Progresser et battre le temps à un âge où le code de conduite indique qu'il faudrait penser à se garer.

La course est un exutoire. Rares sont les occasions légales de se dépasser, de se déchirer même, de vivre des émotions aussi fortes que variées. Rares également sont les occasions, de construire et réaliser un projet dans son intégralité.

La promesse du marathon c'est celle de faire et de vivre.

Bien sûr, comme toujours, la possibilité de tomber dans les excès existe. Elle est même tristement probable quand le sens de la course est corrompu par l'ego et son incarnation mécanique, le chronomètre. Plus vite, plus longtemps, plus souvent. Il vaudrait mieux, au sens littéral du terme, courir contre la montre. Forcément nuisibles à notre capital articulaire ainsi qu'à notre vie sociale, ces excès doivent être combattus pour ne pas souiller la richesse d'un antidote à la déprime ambiante. Car courir sans en rire n'est que ruine du corps.

Pour celles et ceux qui savent pourquoi ils s'y consacrent, la course raisonnée est un effort thérapeutique.

Remerciements et hommages

Tu es partie bien trop tôt et tu me manques. Merci pour tout.

Il me montre comment rester debout et avancer droit quoi qu'il advienne. Merci.

Hommage aux femmes dont les journées ressemblent souvent à un marathon et qui ne minaudent pas comme les hommes.

Quelle chance de t'avoir rencontrée. Bisous.

Le romantique développe forcément une tendance misanthropique en ce monde troublé. Mes deux merveilles me réconcilient avec la condition humaine. Merci.

Si la gentillesse était une course, ce qu'elle n'est pas, elles et ils franchiraient toujours la ligne en tête. Merci à Alex, Chris, Emmanuel, Fab, Isa, Jay, Karine, né un vendredi, Lio, Nadia, Nolwenn, Pascale, Richard et Seb. *Amigos para siempre.*

Lors des derniers kilomètres, j'ai croisé un ange. Merci Dominique.

Elles et ils m'ont guidé pour franchir la ligne quand le brouillard devenait épais. Merci aux relectrices et relecteurs pour vos conseils utiles et bienveillants.

Elle m'a encouragé et convaincu que c'était possible, merci Nicole.

Merci à Saint Jacques pour sa patience, son écoute et son talent pour repérer les coquilles dans le livre et tirer cette couverture chaleureuse.

Merci au prince de la lanterne rouge de savoir nourrir notre longue amitié avec sa bienveillance et ses bières d'abbaye[38].

L'évocation des vignerons est nourrie par mon estime de ceux des Grands-Maisons. À eux deux, ma reconnaissance sincère.

Merci à toute l'équipe du marathon d'Annecy. Tout était parfait, RDV l'an prochain.

À ma filleule, lectrice assidue. Tous mes vœux de bonheur et réussite.

Merci à la S.N.C.F. Le confort de ses trains et les retards sur les trajets empruntés lors de mes déplacements professionnels ont été d'une aide significative pour la rédaction de ce livre.

Dire qu'ils sont mes modèles serait présomptueux. Je me contenterai donc de les remercier mille fois. Merci à Erskine Caldwell, maître ès lettres, à Francis Veber, maître ès

---

[38] « Essaie quand même de progresser en course à pied. »

dialogues et scénarisation, et à Georges Brassens, maître ès gauloiseries.

Merci enfin aux lectrices et lecteurs de ce livre. Grâce à vous, je suis désormais un écrit vain.

Bibliographie

Les livres sont des objets animés d'un esprit communautaire remarquable. Ils se réunissent en séances nocturnes et s'entraident quand le besoin s'en fait ressentir. Les ouvrages suivants étaient ainsi présents lors de la rédaction de ce récit :

CHEVIGNARD (Grégoire), De mon canapé à la course à pied la plus dure du monde.

ECHENOZ (Jean), *Courir*, éd. de Minuit.

EJNÈS (Gérard), *Chéri(e), je pars faire une course*, éd. Prolongations.

GOLDMAN (William), *Marathon Man*, éd. Le Livre de poche.

HARO (Franck), *Écrire un scenario pour le cinéma*, éd. Eyrolles.

JORNET (Kilian), *Courir ou mourir*, éd. Le Livre de poche.

MCNAB (TOM), *La grande course de Flanagan*, éd. J'ai Lu.

MUKARAMI (Haruki), *Autoportrait de l'auteur en coureur de fond*, éd. Le Livre de poche.

SEGALEN (Martine), *Les enfants d'Achille et de Nike. Éloge de la course à pied ordinaire,* éd. Anne-Marie Métailié.

SILVESTRE (Pascal), *Marathon*, éd. Jean-Claude Lattès.

SIMONCINI (Dominique), *Ultra Trail : la course intérieure*, éd. du Panthéon.

SORDELLO (Jérôme), *La Bible du running*, éd. Amphora.

STEEN (Benjamin), *La Saintélyon, 60 ans d'histoires*, éd. du Progrès.

Bonus

La recette du fameux flan pâtissier :

- Rouleau de pâte brisée : 1
- Lait : 1 000 millilitres ou 100 centilitres
- Œufs de poulette (frais) : 3
- Maïzena : 120 grammes
- Sucre : 130 grammes
- Arôme de vanille : 1 cuillère à café

Étapes :

- Préchauffez le four à thermostat 6-7 (200 °C).
- Dans une casserole, portez le lait à ébullition avec la vanille. Dans un saladier, mélangez la Maïzena et le sucre (enlevez quand même la laitue avant). Ajoutez les œufs maltraités et mélangez.
- Versez le lait chaud puis reversez le tout dans la casserole. Faites cuire à feu doux jusqu'à ce que le mélange épaississe. Déroulez la pâte dans un moule à tarte.
- Versez la préparation puis enfournez pour 40 minutes. Laissez refroidir si vous êtes assez patients.

- Dégustez sans vous étouffer, s’il vous plaît.

Table des matières

38244847R00114

Printed in Poland
by Amazon Fulfillment
Poland Sp. z o.o., Wrocław